Selektiver Mutismus

Sigrun Schmidt-Traub

Selektiver Mutismus

Informationen für Betroffene, Angehörige, Erzieher, Lehrer und Therapeuten

hogrefe

Dr. rer. pol., Dipl.-Psych., Dipl.-Soz. Sigrun Schmidt-Traub, Studium der Psychologie und Soziologie in Tübingen, Hamburg, Berlin, Frankfurt und an der Yale University in New Haven (USA). Promotion an der FU Berlin. Ausbildung in Verhaltens-, Gesprächspsycho- und Hypnotherapie. Eigene psychotherapeutische Praxis und Lehrtätigkeit an Universitäten. Dozentin und Supervisorin an verschiedenen Ausbildungsinstituten für Klinische Verhaltenstherapie.

Bibliografische Information der Deutschen Nationalbibliothek
Die Deutsche Nationalbibliothek verzeichnet diese Publikation in der Deutschen Nationalbibliografie; detaillierte bibliografische Daten sind im Internet über http://dnb.dnb.de abrufbar.

Hogrefe Verlag GmbH & Co. KG
Merkelstraße 3
37085 Göttingen
Deutschland
Tel. +49 551 999 50 0
Fax +49 551 999 50 111
info@hogrefe.de
www.hogrefe.de

Illustrationen: Klaus Gehrmann, Freiburg; www.klausgehrmann.net
Umschlagabbildung: © iStock.com by Getty Images / Juanmonino
Satz: Mediengestaltung Meike Cichos, Göttingen
Druck: mediaprint solutions GmbH, Paderborn
Printed in Germany
Auf säurefreiem Papier gedruckt

1. Auflage 2019 D C B A

(E-Book-ISBN [PDF] 978-3-8409-2927-4; E-Book-ISBN [EPUB] 978-3-8444-2927-5)
ISBN 978-3-8017-2927-1
http://doi.org/10.1026/02927-000

Für Henner

Inhaltsverzeichnis

Vorwort

Kinder, Jugendliche und Erwachsene mit selektivem Mutismus haben eine psychisch bedingte Sprech- und Kommunikationsstörung. In vertrautem Kreis reden sie spontan und ausgelassen, aber in bestimmten Situationen und in Gegenwart von Personen, die ihnen gar nicht oder kaum bekannt sind, fühlen sie sich unbehaglich, werden unruhig oder ängstlich erregt und schweigen. In solchen Momenten können sie nicht mehr Rede und Antwort stehen, obgleich ihre Sprachorgane und ihr Gehör normal entwickelt sind. Die meisten befürchten, beim Sprechen Fehler zu machen, für dumm gehalten und ausgelacht zu werden. Diese Überzeugung verschlägt ihnen in kritischen Situationen die Sprache. Darunter leiden sie und mit ihnen die Angehörigen.

Manchmal werden mutistische Personen für stumm gehalten oder für autistisch. Beides trifft nicht zu. Sie schweigen nur an bestimmten Orten, in Gegenwart von bestimmten Menschen oder bei bestimmten Themen. Betroffen sind etwa 0,3 bis 1,0 Prozent der Bevölkerung, die meisten davon sind Kinder im Vor- und Grundschulalter. Auch mutistische Jugendliche und Erwachsene bringen bei Fremden oder in prekären Situationen, z.B. vor der Klasse oder vor Gericht, kein Wort hervor. Ausprägungs- und Schweregrade des selektiven Mutismus sind individuell verschieden.

Selektiver Mutismus ist heute nicht mehr nur eine „allgemeine Störung der sozialen Funktionen" wie es noch in der ICD-10 heißt (Internationale Klassifikation psychischer Störungen der Weltgesundheitsorganisation WHO/Dilling et al., 2000). Weil mutistische Personen in bestimmten („selektiven") Situationen sich unbehaglich fühlen, ängstlich erregt sind und deshalb schweigen, wird selektiver Mutismus den *sozialen Angststörungen* zugeordnet (DSM-5, 2013, 5. Revision des Diagnostischen Statistischen Manuals der Amerikanischen Psychiatrischen Gesellschaft). Angst vor Fehlleistungen und negativer Beurteilung durch andere steigern die innere Anspannung der Betroffenen in bestimmten Situationen, sodass sie nicht sprechen können oder das Sprechen vermeiden.

Angststörungen und selektiver Mutismus lassen sich besonders gut mit *kognitiver Verhaltenstherapie* (KVT) behandeln, wie Therapiestudien belegen. Selektiv mutistische Personen aller Altersgruppen können auf Kosten der Krankenkassen eine KVT machen. Sie werden vom Verhaltenstherapeuten gebeten, mitzuarbeiten und zwischen den Sitzungen viel zu üben. Das Schweigen lässt sich auch in *Selbsthilfe* mit Unterstützung eines zugewandten und empathischen Angehörigen oder Freundes beheben. Dieses Buch leitet dazu an.

Weil selektiver Mutismus besonders oft im Kindesalter vorkommt und am häufigsten Eltern mit ihren Kindern zur Therapie kommen, werden die meisten Selbsthilfe-Schritte am Beispiel von Kindern, unterstützt durch Eltern, Erzieher und Lehrkräfte[1], dargestellt. Auf verblüffend ähnliche Weise können mutistische Jugendliche und Erwachsene ihre Sprechangst überwinden.

Für das Gelingen der Selbsthilfe bei selektivem Mutismus sind eine genaue diagnostische Einschätzung und ein individuelles Erklärungsmodell der Störung erforderlich. Entsprechend ist das Buch aufgebaut:

- In Kapitel 1 wird der selektive Mutismus anhand von Beispielen aus der eigenen klinischen Erfahrung und anhand der internationalen Diagnosekriterien dargestellt und von anderen psychischen Störungen abgegrenzt.
- In Kapitel 2 wird erläutert, welche Faktoren zur Entstehung, Auslösung und Aufrechterhaltung der Störung beitragen.
- In Kapitel 3 werden Selbsthilfemöglichkeiten vorgestellt, insbesondere solche, die in ihrer Wirkung wissenschaftlich überprüft und in der Praxis erprobt worden sind. Angehörige, Erzieher und Lehrer erhalten zahlreiche Hinweise.
- Thema des 4. Kapitels sind Besonderheiten der Selbsthilfe bei Jugendlichen und Erwachsenen.

Das Buch kann zur *Vorbereitung* auf eine kognitive Verhaltenstherapie genutzt werden, dient aber hauptsächlich als *Leitfaden für das Vorgehen in Selbsthilfe*.

Selektiver Mutismus ist manchmal extrem hartnäckig, sodass die Bewältigung der sozialen Angst und Sprechhemmung viel Geduld erfordert.

---

1 Um das Lesen zu erleichtern, wurde auf die Nennung der weiblichen und männlichen Form verzichtet. Obwohl größtenteils die männliche Form verwendet wird, sind immer beide Geschlechter gemeint.

Das habe ich von meinen eigenen Patienten gelernt und auch von vielen Kollegen und Supervisanden in intensiven Gesprächen mit und über selektiv mutistische Kinder, Jugendliche und Erwachsene sowie bei der Begleitung ihrer Behandlungen immer wieder gehört. Ihnen allen sei gedankt. Ich danke auch den HNO-Ärzten Dr. Klaus Buck, Essen, und Dr. Rainer Seidl, Berlin, für hilfreiche Hinweise zur Stimmbildung. Mein besonderer Dank gilt zum einen meinem Mann, Henner Schmidt-Traub, der die durch das Schreiben bedingte Einschränkung unserer Freizeit toleriert und mich technisch unterstützt hat. Zum anderen danke ich meiner Lektorin, Susanne Weidinger, für die wie immer zuverlässige Organisationsabwicklung und den großen Freiraum bei der Gestaltung des Buches.

Berlin, November 2018 Sigrun Schmidt-Traub

1 Erscheinungsbild des selektiven Mutismus

Selektiver Mutismus tritt über die gesamte Lebensspanne auf, am häufigsten im Vor- und Grundschulalter. Ältere Personen mit selektivem Mutismus waren schon als kleine Kinder scheu, gehemmt und nicht in der Lage, in kritischen Situationen zu sprechen. Sie leiden auch noch im Erwachsenenalter unter unüberwindbar erscheinenden Sprech-Blockaden. Das Ausmaß des Schweigens und der Beeinträchtigung fällt individuell ganz unterschiedlich aus – von eher leicht bis umfassend und schwer. Wie jede körperliche oder psychische Erkrankung wird auch der selektive Mutismus von Belastungen gesteuert. Etliche selektiv mutistische Personen haben noch mehr psychische Auffälligkeiten, meistens sind es weitere Angststörungen oder Depressionen wie die folgenden Beispiele von Kindern, Jugendlichen und Erwachsenen zeigen:

Beispiel: Laura

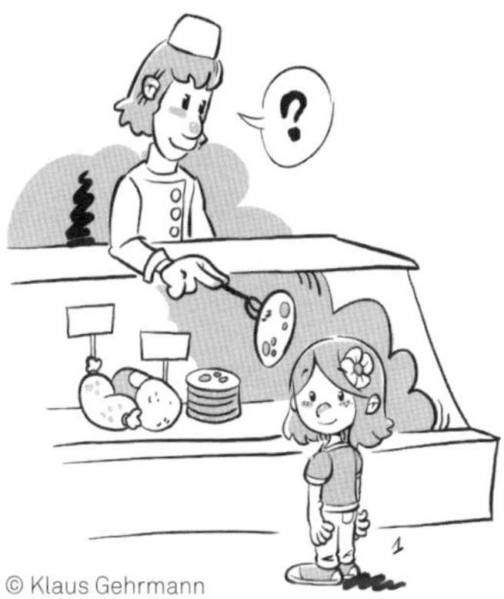

© Klaus Gehrmann

Die 4-jährige Laura reagiert nicht, wenn sie jemand anspricht, nicht einmal, wenn ihr beim Bäcker oder an der Wursttheke etwas Leckeres angeboten wird. Sobald sie angesprochen wird, erstarrt sie, wendet sich ab und schweigt. Im Kindergarten macht sie – wortlos – bei fast allen Aktivitäten mit. Zu Hause geht sie aus sich heraus, spielt ausgelassen mit ihren Geschwistern und redet manchmal wie ein Wasserfall.

Beispiel: Vanessa

Die 5-jährige Vanessa war immer auffallend ängstlich und zurückhaltend in Gegenwart von Fremden. Seit der Geburt ihres kleinen Bruders vor einem Jahr spricht sie nur noch mit ihren Eltern, der Oma mütterlicherseits und dem Familienhund. Kommt Besuch, versteckt sie sich in ihrem Bett und wartet dort stundenlang, bis er wieder gegangen ist. Im Kindergarten schweigt sie genauso beharrlich und spricht mit niemandem. Sie erscheint dabei ziemlich entschlossen, sodass die Erzieherinnen ihr Verhalten als „trotzig“ und „oppositionell“ erleben, berichten die Eltern.

Beispiel: Sandra

Nach einem 14-tägigen Krankenhausaufenthalt bringt die 6-jährige Sandra, die immer schon leicht gehemmt wirkte, im Kindergarten kein Wort mehr hervor. Sie zieht sich nun zurück und weicht Blickkontakt aus, zeigt keinerlei Gefühlsregungen, weint nicht und gibt keine Geräusche von sich. „Das Kind ist autistisch“, meint eine Erzieherin. Zu Hause ist Sandra gelöst, fröhlich und häufig eine „Quasselstrippe“.

Beispiel: Denise

Die 8-jährige Denise ist in der Schule still und redet mit niemandem. Wird sie angesprochen, senkt sie den Kopf und gibt keinen Muckser von sich. Zu Hause ist sie völlig anders, lebhaft, redselig und ausgelassen. Weil sie sich nicht am Unterricht beteiligt, sind ihre schulischen Leistungen schwach, obwohl sie durchschnittlich begabt ist. Freunde hat sie nicht. Außerdem fürchtet sie sich vor Spritzen und kann auch nicht allein zu Hause bleiben.

Beispiel: Lucy

Die 9-jährige Lucy ist ängstlich und scheu. In der Schule schneidet sie in schriftlichen Arbeiten ordentlich ab, beteiligt sich aber nicht am Unterricht. Mit drei Schulfreundinnen flüstert sie nur. Diese sind ihr Sprachrohr beim Austausch mit den Lehrern. Sie lässt sich nur von ihrer Mutter zur Schule bringen, nicht vom Vater. Zu seinem Leidwesen redet sie nicht mit ihm und er kann sich nicht erklären, weshalb. In Abwesenheit der Mutter hat Lucy Trennungsangst und befürchtet, die Mama und der kleine Bruder könnten gekidnappt werden. Außerdem hat sie Angst vor Hunden, Menschenansammlungen und Aufzügen. Bei ängstlicher Erregung bekommt sie Kopf- und Bauchschmerzen.

Beispiel: Jamal

Der 10-jährige Jamal ist vor knapp einem Jahr mit seiner Familie aus Syrien geflüchtet. In der Schule fällt er als sehr schüchtern auf, er schaut viel weg und spricht mit niemandem. Die Klassenlehrerin kann deshalb schlecht einschätzen, wie viel Deutsch er versteht. Er sprach auch nicht mit dem Vater einer syrischen Mitschülerin, den sie bat, mit ihm auf Syrisch zu reden. Mit seiner Mutter, die ihn bringt und abholt, kann sie das nicht klären, weil sie kaum Deutsch spricht. Mit ihr spricht Jamal ganz leise auf Syrisch. Die Anweisungen der Lehrerin scheint er teilweise zu verstehen, denn er arbeitet mit, orientiert sich aber wohl auch an den Mitschülern. In der Pause spielt er mit ihnen Fußball. Es besteht der Verdacht, dass er nicht nur Sprachschwierigkeiten, sondern auch selektiven Mutismus hat.

Beispiel: Lasse

Der 11-jährige Lasse erstarrt und verstummt, sobald jemand Kritik an ihm übt, egal ob es die Eltern, die Lehrer, der Fußball-Trainer oder Gleichaltrige sind. Mit jemandem, der ihn kritisiert, spricht er den ganzen Tag nicht mehr. Weil er eine leichte Sprechflüssigkeitsstörung hat, geht er in logopädische Behandlung und besucht eine Sprachförderschule (wie auch schon sein Vater).

Beispiel: Doro

Die 12-jährige Doro redet mit niemandem in der Schule, weder mit den Lehrern noch mit Klassenkameraden. Sie flüstert nur einer vertrauten Mitschülerin ins Ohr und bittet diese, für sie zu sprechen. Zudem hat sie Angst, in Klassenarbeiten zu versagen. Obwohl die Schule ganz in der Nähe ist, muss die Mutter sie täglich hinbegleiten und auch wieder abholen. Zu Hause kann sie mit der älteren Schwester ausgelassen und albern sein, manchmal streiten sie auch lautstark. Sobald mehr als vier Personen, die nicht zur Familie gehören, zu Besuch sind, schweigt sie. Doro behält die Mutter dauernd im Blick und lässt die Eltern nicht ausgehen, aus Angst, ihnen könnte Unheil zustoßen (Trennungsangst).

Beispiel: Melanie

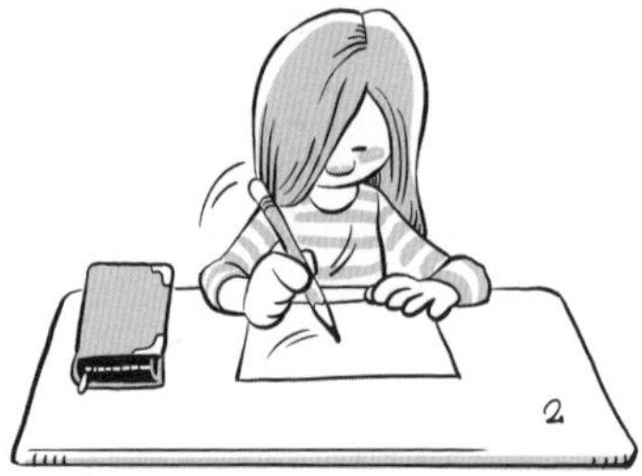

© Klaus Gehrmann

Die 13-jährige Melanie beteiligt sich nicht am Unterricht. Spricht sie ein Lehrer an, wendet sie sich brüsk ab, versteckt sich hinter ihren Haaren und bringt kein Wort hervor. Im Unterricht malt sie unablässig in ein Heft, um Blickkontakt zu vermeiden. Die Lehrer haben schon aufgegeben, sie zur Mitarbeit anzuregen, und lassen sie in Ruhe. Mit zwei Mädchen aus der Klasse tuschelt sie in der großen Pause, im Unterricht schreiben sie sich Briefe.

Beispiel: Markus

Der 14-jährige Markus spricht nicht mit Gleichaltrigen. In der Schule kommuniziert er nur mit der Klassenlehrerin, allerdings kaum hörbar, einsilbig oder nur pantomimisch. Auch mit seinen Eltern spricht er wenig. Er redet nur mit dem jüngeren Bruder, der ebenfalls schüchtern ist, normal, manchmal sogar fröhlich und laut, z. B. wenn beide Fußball auf dem Hof spielen.

Beispiel: Julian

Dem 15-jährigen Julian fällt es extrem schwer, andere Kinder und Erwachsene anzusprechen. Seit er wegen eines krassen Leistungsabfalls vor einem Jahr vom Gymnasium auf die Gesamtschule wechseln musste, spricht er mit keinem mehr außerhalb der Familie. Immer häufiger klagt er über Bauchschmerzen und weigert sich, in die Schule zu gehen. Seine Eltern nehmen ihm das übel, denn sie glauben, er „lüge“ und wolle nur zu seinem Vorteil „tricksen“.

Beispiel: Annika

Die 15-jährige Annika sitzt abgewandt und sichtlich angespannt auf der Stuhlkante, vermeidet Blickkontakt und beteiligt sich nicht am Gespräch. Ihre Eltern sagen, sie wolle eine Therapie machen, um mehr sprechen zu können. Annika errötet dabei, gibt aber keinen Laut von sich, nickt auch nicht. Von Kindheit an spricht sie zu Hause nur in „abgehackten“, oft unvollständigen Sätzen, außerhalb der

Familie fast gar nicht. Sie kann auch nicht telefonieren, weiß sich aber inzwischen zu helfen, indem sie sich z.B. eine Pizza übers Internet bestellt, berichtet die Mutter. Mit ihren beiden Freundinnen simst sie viel und tauscht sich auch in Internet-Foren aus.

Beispiel: Oliver

Der 16-jährige Oliver ist ein Nachkömmling; er hat vier wesentlich ältere Geschwister. Seit dem Umzug in die Großstadt (da war er 8 Jahre alt) spricht er nur noch innerhalb der Familie und mit zwei Freunden der großen Schwester. Freunde hat er nicht. In der Förderschule für emotional auffällige Jugendliche nickt er nur. Manchmal schreibt er dem Lehrer kleine Notizen. Verlangt jemand etwas von ihm, kann er ungehalten werden, mit dem Stuhl ruckeln und Türen zuknallen.

Beispiel: Sophie

Die 17-jährige Sophie spricht nicht im Unterricht. Sie wirkt verlangsamt und entwicklungsverzögert, obgleich sie nur leicht unterdurchschnittlich begabt ist. Wegen Sprachentwicklungsstörungen (Rhinophonie, einer Störung des Stimmklangs und der Artikulation infolge einer gestörten Nasenresonanz; Dyslalie, einer Störung der Aussprache; Dysgrammatismus, einer Störung der Anwendung grammatikalischer Regeln) geht sie auf eine Sprachheilschule. In der Therapie spricht sie nur beim Spielen – sehr schnell und kaum hörbar.

Beispiel: Jasmin

Die 28-jährige Jasmin erinnert sich, dass sie schon im Kindergarten immer am Rande saß und für sich allein spielte. Das Geschehen in der Gruppe verfolgte sie jedoch aufmerksam. Erst in der Grundschule fand sie eine Freundin, mit der sie unter vier Augen sprechen konnte. Am Unterricht nahm sie mündlich nicht teil. Heute ist sie immer noch gehemmt gegenüber weniger bekannten Personen und schweigt. Ist sie innerlich angespannt, spricht sie entweder kein Wort oder die Worte sprudeln nur so aus ihr hervor, die Stimme wird dann „brüchig“ und sie redet unüberlegt und zusammenhanglos. Mit nahestehenden Personen kann sie problemlos sprechen, auch mit Kollegen. Sie ist als Bürokauffrau in einem Handwerksbetrieb tätig.

Beispiel: Greta

Greta, 33 Jahre, war ebenfalls von Kindheit an selektiv mutistisch. Sie ist davon überzeugt, dass es ihren Eltern höchst peinlich war, eine derart schweigsame Tochter zu haben. Während sie in der Schule keinen Ton von sich gab, war sie zu Hause oft aufmüpfig und frech. Wurde sie in der Schule angesprochen, versteckte sie sich manchmal unter dem Tisch. Das machte sie auch, wenn ihr alles zu viel wurde. Nur im Fach Mathematik traute sie sich, etwas zu sagen, weil sie nicht in ganzen Sätzen antworten musste. Sie ist alleinstehend und arbeitet als Informatikerin.

Selektiv mutistische Personen erstarren förmlich, wenn sie angesprochen werden, schweigen und erleben einen Zustand von beklemmender Ruhe. In bestimmten Situationen fühlen sie sich unwohl und werden unruhig. Viele haben Angst davor, ausgelacht zu werden, wenn sie sich verhaspeln oder Worte falsch aussprechen. Mit fremden Personen oder öffentlich vor Publikum zu reden, ist für sie entsetzlich.

Unbewusst fühlen sie sich getrieben, unauffällig und möglichst unsichtbar zu sein. In prekären Situationen erscheint ihr Gesicht ausdruckslos und undurchdringlich, sie sagen kein Wort, flüstern höchstens. Manche geben nicht einmal Geräusche von sich wie Schnauben, Lachen, Seufzen, Schnalzen, Räuspern oder Nase hochziehen. Sie weichen Blickkontakt aus oder wenden sich sogar vom Gesprächspartner ganz ab.

Fazit

Einschränkungen in der Kommunikation erschweren es Personen mit selektivem Mutismus, Kontakte anzubahnen, Freundschaften einzugehen und eine stabile soziale Identität zu entwickeln. Zwangsläufig leben sie zurückgezogen. Sie meistern zwar ihren Alltag schlecht und recht, vermeiden aber vieles und quälen sich mit Befürchtungen, etwas falsch zu sagen und unangenehm aufzufallen. In der Schule nehmen fast alle nicht oder nur sehr wenig am mündlichen Unterricht teil und versuchen, dieses Manko mit schriftlichen Leistungen zu kompensieren.

1.1 Diagnostische Kriterien

Im Kapitel zu Angststörungen werden im Klassifikationssystem DSM-5 (APA/Falkai et al., 2018) die Symptome und Besonderheiten des selektiven Mutismus in den folgenden diagnostischen Kriterien zusammengefasst (vgl. Kasten).

Diagnostische Kriterien des Selektiven Mutismus nach DSM-5[2]

A. Andauernde Unfähigkeit, in bestimmten Situationen zu sprechen, in denen das Sprechen erwartet wird (z.B. in der Schule), wobei in anderen Situationen gesprochen wird.
B. Das Störungsbild beeinträchtigt die schulischen oder beruflichen Leistungen oder die soziale Kommunikation.
C. Die Störung dauert mindestens einen Monat (und ist nicht auf den ersten Monat nach Schulbeginn beschränkt).
D. Die Unfähigkeit zu sprechen ist nicht durch fehlende Kenntnisse der in der sozialen Situation erforderlichen gesprochenen Sprache bedingt oder dadurch, dass der Betroffene sich in dieser Sprache nicht wohlfühlt.
E. Das Störungsbild kann nicht besser durch eine Kommunikationsstörung (z.B. Redeflussstörung mit Beginn in der Kindheit) erklärt werden und tritt nicht ausschließlich im Verlauf einer Autismus-Spektrum-Störung, einer Schizophrenie oder einer anderen psychotischen Störung auf.

Ausschlusskriterien für selektiven Mutismus sind nach den beiden Klassifikationssystemen ICD-10 (WHO/Dilling et al., 2000) und DSM-5

- tiefgreifende Entwicklungsverzögerungen oder -störungen,
- Psychosen und Autismus,
- fehlende Sprachkenntnisse.

2 Abdruck erfolgt mit Genehmigung aus der deutschen Ausgabe des Diagnostic and Statistical Manual of Mental Disorders, Fifth Edition © 2013, Dt. Ausgabe: © 2018, American Psychiatric Association. Alle Rechte vorbehalten. – Der eher verharmlosende Begriff „elektiver" Mutismus wird in der Fachliteratur nicht mehr verwandt, weil die Betroffenen nicht frei wählen können, ob sie nun sprechen oder nicht.

Wird unter den genannten drei Umständen geschwiegen, liegt *kein* selektiver Mutismus vor. Das Gleiche gilt für das Schweigen aufgrund von fehlenden Deutschkenntnissen oder infolge von entwicklungsbedingten Sprach- und Sprechstörungen (neurologische, sensorische, körperliche Beeinträchtigungen oder ausgeprägte Intelligenzminderung, vgl. Kap. 1.2).

Selektiver Mutismus ist (DSM-5 zufolge) eine soziale *Angst- und Verhaltensstörung*[3], die mit Versagensangst und Verhaltenshemmung einhergeht. Sozial ängstliche wie auch mutistische Personen haben Angst davor, das Gesicht zu verlieren und sich zu blamieren. Sie befürchten, andere Personen würden sie für „dumm" oder „blöde" halten, weil sie meinen, ihnen sei die Angst anzusehen, was meistens nicht der Fall ist, oder weil sie fehlerhaft sprechen. Um von fremden Personen nicht angesprochen zu werden und sich zu blamieren, versuchen sie, sich so zu verhalten, dass sie nicht auffallen.

Die Erscheinungsform des selektiven Mutismus ist sehr individuell, er tritt in unterschiedlicher Ausprägung auf (vgl. die Beispiele am Beginn von Kapitel 1). Die Checkliste der Situationen, in denen geschwiegen wird, ermöglicht es, sich einen Überblick über das Ausmaß des Schweigens bei einer mutistischen Person zu verschaffen (vgl. Anhang „Checkliste: In welchen Situationen und bei wem schweige ich?", S. 114). Unter sozialem Druck werden viele Betroffene ausdruckslos, verkrampft, steif und wirken wie versteinert. Manche ziehen den Kopf ein wie eine Schildkröte und die Schultern hoch (Katz-Bernstein, 2015). Einige Betroffene versuchen, nonverbal, ohne Worte, pantomimisch zu kommunizieren – nicken, schütteln den Kopf, zeigen auf Dinge, machen Geräusche wie Zungenschnalzen oder Fingerschnipsen oder schreiben auf, was sie nicht sagen können (Bahr, 2012; Melfsen, 2007).

Auch das *Ausmaß* der Störung ist ganz unterschiedlich: Manche Personen mit selektivem Mutismus kommunizieren überhaupt nicht außerhalb der Familie, weder verbal noch mit Gesten, andere schweigen lediglich bei ein oder zwei Personen. Vereinzelt wird sogar bei einem Familienmitglied geschwiegen (so sprach die 9-jährige Lucy beispielsweise nicht mit ihrem Vater, vgl. das Beispiel am Beginn von Kapitel 1, S. 14).

---

3 Studien haben gezeigt, dass etwa 68 % der untersuchten selektiv mutistischen Personen eine soziale Phobie als komorbide Störung aufweisen und etwa 75 % eine soziale Phobie oder eine andere Angststörung (Rogoll et al., 2018).

Ausgesprochen selten kommuniziert eine Person überhaupt nicht, nirgendwo, auch nicht mit vertrauten Familienmitgliedern, nicht einmal nonverbal mit Nicken, Kopfschütteln oder lautem Räuspern, Niesen, Husten oder Lachen: In diesem Fall würde man von einem *totalen Mutismus* sprechen.

Vorkommen: In Deutschland sind bis zu 1,0 % der Bevölkerung selektiv mutistisch. Mädchen und Frauen sind doppelt so häufig betroffen wie Jungen und Männer. Die meisten Betroffenen schweigen seit dem Vorschulalter oder seit den ersten beiden Grundschuljahren. Im späteren Alter tritt selektiver Mutismus deutlich weniger auf.

1.2 Kulturell und entwicklungsbedingte Störungen des Sprechens

Mehrsprachige Erziehung: Eine ganze Reihe von selektiv mutistischen Personen kommt aus einem anderen Land und wächst mehrsprachig auf (zweisprachig oder sogar dreisprachig). Die Zahlenangaben in der Fachliteratur variieren zwischen 30 und 70 % (Katz-Bernstein, 2015; Pickard et al., 2017). Eine bilinguale Erziehung hat viele Vorteile, erschwert jedoch einigen den Spracherwerb, besonders dann, wenn die Familie des Kindes fast nur innerhalb ihrer ethnischen Gruppe verkehrt. In türkischen, arabischen oder indischen Familien wird häufig wenig oder gar kein Deutsch gesprochen. Sozial ängstliche Kinder in diesen Familien wissen oft nicht, wie sie sich in der fremden Sprache ausdrücken sollen und befürchten, fehlerhaft zu sprechen. Vielleicht hat ein Kind bereits erlebt, wie sich andere über seine Worte oder Aussprache lustig gemacht haben. Weil das seinem Selbstwertgefühl einen Dämpfer versetzt hat, schweigt es nun vorsichtshalber, um sich vor Blamage zu schützen.

Gehörlosigkeit: Das vollständige Ausbleiben der Sprachentwicklung aufgrund einer angeborenen oder erworbenen Gehörlosigkeit liegt bei selektivem Mutismus *nicht* vor.

Einige mutistische Personen haben (oder hatten) möglicherweise eine (meistens eher leichte) *Entwicklungsstörung des Sprechens* oder *der Sprache*. Bei einer *Sprachstörung* ist im Unterschied zur Sprechstörung die gedanklich-kognitive Erzeugung von Sprache gestört, sodass Sprachvermögen und Sprachaufbau beeinträchtigt sind (Mayer et al., 2017). Dazu gehören die

- *expressive Sprachstörung*, bei der es schwerfällt, passende Worte zu finden und Sätze grammatikalisch richtig zu bilden,
- *rezeptive Sprachstörung* mit Einschränkung der akustischen Wahrnehmung (Worttaubheit), bei der die Bedeutung von Begriffen und komplex aufgebauten Sätzen inhaltlich nicht (ausreichend) verstanden wird und infolgedessen nur ein geringer Wortschatz vorliegt.

Motorische Sprechstörung: Manche Mutisten haben eine körperlich bedingte motorische Sprechstörung, bei der die Erzeugung von Lauten im Kehlkopf erschwert ist. Parallel zur Behandlung der Sprechangst (vgl. Kap. 3) müssen sie dann auch noch logopädisch oder heilsprachlich therapiert werden. Folgende Varianten gibt es:

- *Artikulationsstörungen* (z. B. Lallen): Worte können nur mühsam mit Kehlkopf und Zunge herausgebildet werden.
- *Stottern:* Der Redefluss wird durch auffällige Blockaden, Wiederholungen oder Dehnungen unterbrochen. In dem Moment, in dem der Stotterer sprechen möchte, weiß er genau, was er sagen will, kann die Worte aber nicht flüssig sprechen, ohne zu stocken.
- *Poltern:* Betroffene reden sehr schnell, wobei es immer wieder zu Abbrüchen im Sprechfluss kommt.
- *Zischlaute:* Im Sprechfluss treten zischende Laute auf.

Durch eine Hirnstörung bedingte Sprach- und Sprechstörung: Sprach- und Sprechstörungen, die durch Hirnstörungen (z. B. nach Verletzungen, Blutungen oder Gehirnentzündungen) verursacht werden (siehe Kasten), kommen bei mutistischen Personen im Allgemeinen *nicht* vor (Bahr, 2012; Hartmann et al., 2013; Mayer et al., 2017).

Durch Hirnstörungen bedingte Sprach- und Sprechstörungen

Sprech-Apraxie: Hierbei handelt es sich um Störungen in Aussprache, Sprechmelodie, -rhythmus und -verhalten infolge von gestörten Sprechbewegungen und phonetischen Leistungen.

Aphasie: Die Fähigkeit, Sprache einzusetzen oder zu verstehen, ist ganz oder teilweise durch ein neurogenes Ereignis verloren gegangen. Ursprünglich war die Fähigkeit aber vorhanden. Folgende Unterformen werden unterschieden:

- *Broca-Aphasie:* Hierbei ist die Sprachproduktion gestört – bei weitgehend intaktem Sprachverständnis. Meist wird im Telegrammstil gesprochen (Agrammatismus).
- *Wernicke-Aphasie:* Das Sprachverständnis ist gestört – bei weitgehend intakter Sprachproduktionsfähigkeit. Es kommt zu Satzverschränkungen, endlosen, inhaltsleeren Reden (Logorrhoe) oder Wortneuschöpfungen (Neologismen). Den Betroffenen fehlt es meistens an Störungsbewusstsein.
- *Amnestische Aphasie:* Bei intakter Sprachproduktionsfähigkeit und normal entwickeltem Sprachverständnis ist die Wortfindung gestört.
- *Globale Aphasie:* Sie umfasst sowohl eine Störung des Sprachverständnisses als auch der Sprachproduktion.
- *Ataxie:* Hier liegt eine Störung der Bewegungsabläufe beim Sprechen vor.

Außerdem können (Entwicklungs-)*Störungen der Sinnesfunktionen* vorliegen, die aber bei mutistischen Personen kaum beobachtet werden. Unter *Sensorischer Integration* wird die Verarbeitung von Sinnesinformationen verstanden, um angemessenes Reagieren und Lernen zu gewährleisten. Die gesehenen, gehörten, gespürten, gerochenen und geschmeckten Reize werden im Gehirn geordnet, sortiert und zu adäquaten Reaktionen verarbeitet. Manchmal haben Menschen mit einer Hirnstörung eine Koordinationsstörung der Sinneseindrücke, die zu einer Art neurologischem Verkehrsstau führt, bei dem für den Moment nichts mehr geht. Ein derartiges Verkehrschaos kann aber auch durch einen erhöhten Stresshormonspiegel ausgelöst werden; dabei kommt es zu Überempfindlichkeitsreaktionen – bei lauten Geräuschen, Berühren oder anderen Sinnesreizen – sowie zu einer verlangsamten oder fehlerhaften Verarbeitung von Sinneseindrücken. Außerdem werden wichtige Informationen nur mühsam von unwichtigen unterschieden: Das erschwert zielsicheres Handeln und die Steuerung von Körperbewegungen beim Spielen und Arbeiten (Ayres, 2016).

Fazit

Das Sprachverständnis von selektiv mutistischen Personen ist in der Regel nicht gestört, sie haben keine neurologischen Auffälligkeiten, Entwicklungsstörungen oder Intelligenzdefizite. Ihre Sinnes- und Sprechorgane sind intakt und sie können normal sprechen – nur nicht in sozialen Situationen, in denen sie sich unbehaglich und unsicher fühlen. Fehlende Sprachkenntnisse und Sprechstörungen, so leicht sie auch sein mögen, gelten als *Risikofaktoren* für selektiven Mutismus und begünstigen die negative Erwartung einer sensiblen, ängstlichen Person, beim Sprechen Fehler zu machen und dadurch negativ aufzufallen.

1.3 Normale Angst, unbegründete Angst und Vermeiden

Angst ist ein *normales Grundgefühl,* das jeder kennt. Allerdings wollen es sich nicht alle eingestehen, vor allem nicht Jungen und Männer, die Angst oft mit Schwäche gleichsetzen. Angst ist ein Warnsystem für Gefahr, eine Alarmreaktion. In der Evolution spielt Angst eine wichtige Rolle beim Überlebenskampf. Auch heute noch ist Angst lebensrettend: Läuft etwa jemand vor ein Auto, erschrickt der Fahrer und reagiert blitzschnell mit hartem Bremsen. Danach bekommt er weiche Knie.

Physiologisch betrachtet ist Angst eine *Stress- oder Sympathikus-Reaktion,* die vom autonomen Nervensystem gesteuert wird (Schmidt-Traub, 2017). Stresshormone wie Adrenalin, Noradrenalin und Cortisol sorgen unter anderem dafür, dass sich Blutgefäße verengen, um die Muskulatur rasch mit Blut zu versorgen und den Körper für Höchstleistungen vorzubereiten. Bei echter Gefahr handelt der Mensch meistens goldrichtig, so, wie die Situation es erfordert. Er kann dann sogar übermenschlich handeln und sich und andere retten. Bei Gefahr löst Angst

1. *Fluchtverhalten* (Weglaufen, Wegsehen) aus oder
2. *Kampfverhalten* (Angreifen, Schreien, um sich schlagen);
3. in seltenen Fällen *erstarrt* der gesamte Körper – oder ein einzelnes Körperteil – und gerät in eine „psychophysische Gefangenschaft" (z. B. wird das Sprechen durch Erstarren oder Einfrieren der Kehlkopfmuskulatur erschwert).

Es ist einerlei, ob die Angst begründet ist, weil eine *echte Gefahr* vorliegt, oder ob die Person nur glaubt, sie wäre in Gefahr (*ohne* dass eine *wirkliche Bedrohung* vorliegt). Schon bei der *Vorstellung* von Angst oder beim *Gedanken* daran kann ängstliche Erregung aufkommen, sehr intensiv werden und Flucht, Kampf oder Erstarren auslösen.

Angst hat je nach Intensität und Stärke ganz unterschiedliche Auswirkungen: *Leichte Angst* ruft einen köstlichen Kitzel hervor und steigert das Vergnügen – beim Wettspiel, Krimi, im Riesenrad oder bei gruseligen Horrorfiguren an Halloween. Zudem regt leichte Angst zu vermehrtem Lernen an und das steigert die Leistungsfähigkeit.

Zu viel Angst ruft dagegen unangenehme Empfindungen wie Unruhe, Schwindel, Zittern, Übelkeit oder Herzrasen hervor. Intensive Angst erschwert besonnenes, ruhiges Vorgehen. Während einer mündlichen Prüfung oder bei einem Wortbeitrag vor großem Publikum führt ausgeprägte Angst zu einer brüchigen Stimme oder Sprechblockade. Auch die Vorstellung von gefürchteten Situationen ruft starke Angst hervor. Eine derart heftige Angst ist nicht mehr normal, sondern quälend.

Selektiv mutistische Personen neigen dazu, bei Angst vor dem Sprechen zu erstarren. Sie können dann kein einziges Wort hervorbringen. Haben sie *perfektionistische Ansprüche,* wie makellose Wortwahl und flüssige Aussprache, verschlimmern diese ihre Neigung zur Sprechhemmung. Die überhöhten Erwartungen an ihre eigenen Sprechfähigkeiten beeinträchtigen sie bei der Kontaktaufnahme und Kommunikation (Perednik, 2016; Pickard et al., 2017; Rogoll et al., 2018).

Mit dem Schweigen versuchen Personen mit Mutismus – meist unbewusst – ihre Sprechangst abzuwehren. Dieses *Sicherheits- oder Vermeidungsverhalten* kann erheblich einschränkend sein (Hartmann et al., 2013; Katz-Bernstein, 2015; Melfsen, 2007; Subellok et al., 2012):

- Viele Betroffene finden fremde Situationen, Personen und Gruppen besonders anstrengend, weil sie sich schwertun, mit anderen zu reden oder zu essen. Kinder schweigen deshalb meistens schon beim Eintritt in den Kindergarten oder in die Schule. Manche trauen sich nicht einmal, dort zu essen oder die Lehrerin zu fragen, ob sie zur Toilette gehen dürfen, und halten krampfhaft ein.
- Einige Kinder hatten schon einmal Schwierigkeiten, vor anderen zu sprechen, und meinen, sie hätten sich unsterblich blamiert. Seither weichen sie vor Kontaktaufnahme und Gesprächen aus. Das erschwert ihnen die Integration in die Klassengemeinschaft und belastet ihre *sozial-emotionale Entwicklung,* sodass Selbstwertprobleme vorprogrammiert sind.
- Außerdem erschwert es ihre *kognitive Entwicklung.* Sprache ist ein Mittel, um Neugierde auszudrücken, mit anderen Erfahrungen auszutau-

schen und sich Wissen anzueignen. Weil mutistische Kinder oft nur schriftlich und nicht (oder nur in manchen Fächern) mündlich mitarbeiten können, bleiben ihre Schulleistungen unter ihren intellektuellen Möglichkeiten. Einige Kinder werden wegen des beharrlichen Schweigens auf Förderschulen (mit dem Förderschwerpunkt emotionale und soziale Entwicklung) versetzt. Bei manchen kann sich die Sprechangst auch bis zur *Schulverweigerung* steigern, sodass die Gefahr besteht, dass sich ihre Bildungs- und Berufschancen verschlechtern.

- Ältere Personen mit selektivem Mutismus – Jugendliche, Heranwachsende, Erwachsene – wirken in der Regel selbstsicherer als mutistische Kinder. Sie haben über die Jahre hinweg an Selbstvertrauen gewonnen und erleben auch weniger Angst, wie viele Betroffene berichten. Das gehemmte Verhalten und die Sprechhemmung sind jedoch geblieben. Auf Kontaktangebote von anderen reagieren sie, können aber von sich aus nur mühsam in Kontakt mit anderen Personen treten.

Fazit

Reale Angst bei Gefahr und unbegründete Angst bei der Befürchtung von Bedrohung wirken vom körperlich-physiologischen Erleben her ganz ähnlich. In beiden Fällen handelt es sich um Stress- oder Sympathikus-Reaktionen. Ängstliche Personen sind schreckhaft und reagieren leichter und empfindlicher auf intensive Reize, insbesondere auf lautes Sprechen oder Lärm.

Nicht wenige Personen mit selektivem Mutismus, vor allem männliche, bestehen, wie es scheint, darauf, *keine* Angst zu haben. Sie geben jedoch an, sich in bestimmten Situationen unbehaglich, unwohl, unruhig oder angespannt zu fühlen und können dann kaum oder gar nicht sprechen. Das dürften Symptome einer leichteren Angst- oder Stressreaktion sein, die sie zum Schweigen zwingt. Im Weiteren wird deshalb am Begriff „Angst" als Motor für das Schweigen festgehalten.

Schweigen und Vermeiden sind miteinander verzahnt und halten den selektiven Mutismus aufrecht („Mal kann ich nicht, mal trau ich mich nicht, zu sprechen.").

1.4 Psychische Störungen, die mit selektivem Mutismus einhergehen können

Selektiver Mutismus tritt nicht immer als einzige oder „reine" Störung auf. Einige mutistische Kinder, Jugendliche und Erwachsene haben noch weitere psychische Probleme. Am häufigsten sind es Angststörungen und Depressionen (DSM-5). Im Folgenden wird auf einige psychische Störungen, die häufiger mit selektivem Mutismus einhergehen, eingegangen.

Angststörungen

Wird unbegründete Angst zur Belastung und schränkt die Person in ihrem Handeln ein, liegt eine behandlungsbedürftige Angststörung vor, die sich nur selten von allein wieder legt. Angststörungen sind die häufigsten psychischen Störungen in der Allgemeinbevölkerung. Sie sind gut zweimal so oft anzutreffen wie Depressionen. Intensive Angstgefühle gehen mit starken körperlichen Beschwerden einher (Herzrasen, Schwindel, Übelkeit usw.) und mit Sorgen vor schlimmen Dingen, die eintreten könnten, insbesondere Katastrophen mit existenziell gefährlichen Folgen.

Unterschieden wird zwischen situationsgebundenen Angststörungen (Phobien) und situations*un*gebundenen Angststörungen (Panikstörung und Generalisierte Angststörung). Zu den situationsgebundenen phobischen Ängsten zählen folgende Störungen (DSM-5; ICD-10):

- *Spezifische Phobien* sind einfache, übersteigerte Ängste – vor Dunkelheit, Hunden, Spinnen, Gewitter, Flugzeugen, Erkrankung und Spritzen oder vor einem bestimmten Lehrer, Zahnarzt oder Chef. Menschen mit einer (oder mehreren) spezifischen Phobie(n) befürchten Gefahr – etwa einen Raubüberfall, Hundebiss, Naturereignisse (Tod durch Blitzschlag), Ersticken im Fahrstuhl oder Versagen in Prüfungen. Manche werden durch eine besonders intensive Angst in ihrer Lebensführung eingeschränkt, z. B. wenn sie keine Brücken überqueren können (Höhenangst) und dadurch lange Umwege machen müssen.
- *Agoraphobie:* Zu den agoraphobischen Ängsten gehört eine ganze Reihe von Situationen: Menschen mit einer Agoraphobie fürchten sich zum einen vor *weiten,* menschenüberfüllten Orten (offene Plätze, Fußgängerzonen) und zum anderen vor *engen,* abgeschlossenen Räumen

(Fahrstühle, Flugzeuge, öffentliche Verkehrsmittel, Kinos). Agoraphobiker sorgen sich um lebensbedrohliche Gefahren: Sie könnten in Ohnmacht fallen, erkranken, sterben oder verrückt werden. Oft trauen sie sich nicht, alleine zu Hause zu bleiben oder das Haus ohne Begleitung zu verlassen.

- *Trennungsangst:* Kinder, Jugendliche oder Erwachsene, die darunter leiden, von Mutter, Vater, dem Partner oder von Zuhause getrennt zu sein, machen sich übertrieben Sorgen darüber, dass ihren Lieben (oder ihnen selbst) Schaden zustößt: Sie könnten verunglücken oder entführt werden. Um das zu verhindern, versuchen sie, in ihrer Nähe zu bleiben. Auch kleine Kinder haben oft schon Angst, dass einer geliebten Person etwas Schlimmes passiert. Deshalb weigern sie sich, in die Kita oder Schule zu gehen, in Urlaub zu fahren, an einer Klassenfahrt teilzunehmen oder bei jemandem zu übernachten.
- *Soziale Angststörung (soziale Phobie):* Personen mit sozialer Angst befürchten, von anderen kritisch beurteilt zu werden oder peinlich aufzufallen, wenn sie z.B. fehlerhaft sprechen, erröten oder zittern. Sie sind mehr oder weniger gehemmt, weichen Blickkontakt aus, sprechen leise, nur das Nötigste oder bekommen Sprechblockaden *(selektiver Mutismus)*. Sie haben eine negativ gefärbte Selbstwahrnehmung, unterschätzen ihre Selbstwirksamkeit, überschätzen den Aufwand zur Bewältigung einer gefürchteten Situation und rechnen von vornherein mit einem schlechten Ausgang. Infolge ihrer pessimistischen Einschätzung, unangenehm aufzufallen, weichen sie vor öffentlichen Auftritten und Einladungen aus. Einige haben vor oder in unangenehmen Situationen heftige Angstanfälle, die Panikattacken gleichkommen.

Davon abgrenzen lassen sich die folgenden situations*un*gebundenen Ängste:

- *Panikstörung:* Etwa 30 % der Panikanfälle treten völlig unerwartet aus heiterem Himmel auf, die Mehrzahl jedoch zusammen mit Agoraphobie. Panikattacken kommen überfallartig, sind besonders starke Stressreaktionen und dauern zwischen 5 und 30 Minuten, selten länger. Treten mehrere Panikanfälle im Monat auf und ist die Erwartungsangst vor weiteren Angstattacken ausgeprägt, wird eine Panikstörung diagnostiziert. Panik ist quälend und verunsichernd, weil dabei ausgeprägte körperlich-physiologische Symptome auftreten: Herzrasen, Schwindel, Kurzatmigkeit, Zittern, Unwirklichkeitsgefühle, Übelkeit, negative Gedanken und Vorstellungen von existenzieller Bedrohung (in Ohnmacht zu fallen, zu sterben oder verrückt zu werden – wie bei agoraphobischer Angst, meistens besonders heftig). Aufgeschreckt durch diese höchst dramatisch erlebten körperlichen Symptome, die schwere Erkrankung oder Tod anzukündigen scheinen, eilen viele Panikpatienten zum Arzt oder ins Krankenhaus, um sich zum wiederholten Mal gründlich durchchecken zu lassen.

- *Generalisierte Angststörung:* Übermäßige *Sorgen* über *künftige* schlimme Ereignisse sind bezeichnend für eine generalisierte Angststörung. Es geht also nicht um die Angst vor einer konkreten Situation wie bei phobischer Angst, sondern um die Sorge, dass in Zukunft etwas Schreckliches geschehen könnte. Das spielt sich immer nur im Kopf der Betroffenen ab. Die Inhalte der Sorgen kreisen um Themen wie Familie (z.B. Trennung), Schule (Versagen), Beruf (Kündigung), Finanzen (Verarmung) und Erkrankung (Verlust), aber auch um Krieg, Terror, Verbrechen und Naturkatastrophen. Sorgenprozesse gehen mit anhaltender ängstlicher Erregung einher und dauern häufig stundenlang, bei Erwachsenen durchschnittlich sechs Stunden am Tag. Begleitet werden sie von leichteren Beschwerden wie Ruhelosigkeit, Muskelverspannungen (bis hin zu Schmerzerleben), Reizbarkeit sowie Konzentrations- und Schlafstörungen. (Im Vergleich zu Sorgenepisoden dauern Panikattacken höchstens eine halbe Stunde, mobilisieren aber wesentlich stärkere körperliche Symptome.) Jahrelang währende Sorgenprozesse können in eine Erschöpfungsdepression münden.

Ängste treten auch häufig im Rahmen einer Zwangsstörung auf:

- *Zwangsgedanken* (oder negative Intrusionen) sind ständig wiederkehrende, unangenehm dranghafte Gedanken und Vorstellungen wie „Ich habe mich infiziert“ (Todesangst) oder „Wenn ich meinen Zwang nicht ausführe, stirbt meine Mutter“. Häufig lösen solche negativen Kognitionen Unruhe und Angst vor Ansteckung, Erkrankung, Versündigung oder Verschmutzung aus. Außerdem kann die Vorstellung, etwas sei „nicht richtig“ oder „vollständig“, zu Un-

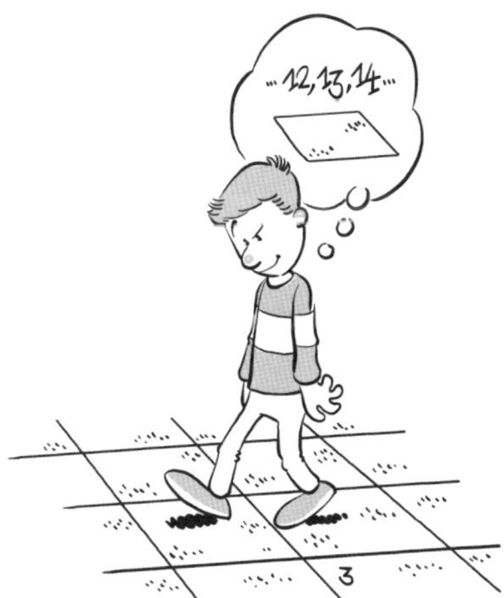

ruhe und Verunsicherung führen. Es können aber auch andere negative Gefühle mit Zwangsgedanken verbunden sein wie Ekel- oder Schuldgefühle.

- Die durch solche dranghaften Gedanken ausgelösten negativen Gefühle (Angst, Ekel, Schuldgefühle oder Aggressionen) werden mit *Zwangshandlungen* „neutralisiert" – z. B mit übertriebenem Händewaschen, Kontroll- und Wiederholungshandlungen (mehrfach hintereinander über eine Türschwelle gehen), Zählen oder Beten. Mit zwanghaftem Verhalten *vermeidet* die ängstliche Person unangenehme Gefühle wie Unruhe und Angst. Es fällt ihr außerordentlich schwer, Zwangshandlungen (wie übertriebenes Händewaschen oder Zählen) zu unterlassen, weil sie oft irrtümlich glaubt, der negative, dranghafte Gedanke („Ich habe die Türklinke berührt und das ist ansteckend") zeige, dass es bereits dazu gekommen sei („Ich habe mich kontaminiert"). Zwangspatienten erliegen häufig dieser Gedanken-Handlungs-Fusion: In der Erregung glauben sie, ihr negativer Gedanke wäre wahr oder bereits in Erfüllung gegangen. Dabei sind Gedanken nur Hirngespinste, die sich im Kopf abspielen, und keineswegs reale Tatsachen.

Trennungsangst, soziale Angst und generalisierte Angst kommen schon im Kindesalter vor. Panikstörung und Zwänge beginnen häufiger erst in der Pubertät, vermehrt aber im Alter ab 20 oder ab 30 Jahren. Oft verkennen Angehörige, Erzieher und Lehrer den Schweregrad der Angst und Verhaltenshemmung beim Kind, sodass Angststörungen oft unbehandelt bleiben. Spontan oder von alleine gehen sie nur in wenigen Fällen zurück.

Depression

Immer wieder stellt sich im Laufe der Zeit bei Personen mit selektivem Mutismus eine depressive Episode ein, die sich bei erfolgreicher Behandlung der Sprechangst aber meistens von alleine wieder legt. Kernsymptome sind (1) eine depressive Verstimmung, die länger als zwei Wochen anhält, (2) Traurigkeit und Freudlosigkeit sowie (3) ein verminderter Antrieb, Energielosigkeit und gesteigerte Ermüdbarkeit. Depressive Menschen *fühlen* sich niedergeschlagen, müde, gereizt, minderwertig und oftmals auch schuldig. *Kognitiv* neigen sie zu Grübeleien und Selbstzweifeln; sie denken endlos und einseitig negativ über ihre Fähigkeiten, Gesundheit, Zukunft und die ganze Welt nach. An *körperlichen Beschwerden* kommen zu viel oder zu wenig Appetit vor, Ein- oder Durchschlafschwierigkeiten, Kopf- oder Bauchschmerzen. Oft fühlen sie sich kraftlos und unruhig, klagen vermehrt, zittern und weinen viel. *Motivational* sind sie häufig antriebs- und hoffnungslos, entschlussunfähig und sozial zurückgezogen. Manche neigen zu selbstverletzendem Verhalten und Suizidgefährdung.

In vielen Fällen sind Depressionen gut zu therapieren. Sie können sich auch von alleine legen. Besteht eine Suizidneigung, sind wirkungsvolle Schutzvorkehrungen erforderlich. Dauern Depressionen länger als zwei Jahre an, ist eine chronische depressive Störung (Dysthymie) entstanden, die schwerer zu behandeln ist.

Autismus-Spektrum-Störung

Autismus ist eine neurologische Entwicklungsstörung. Menschen mit einer Autismus-Spektrum-Störung fällt es schwer, sich mit anderen verbal oder nonverbal auszutauschen, Gefühle, Interessen oder Erfolge mitzuteilen, Kontakte zu knüpfen oder Freundschaften zu schließen. Oft wiederholen sie alltägliche Routineabläufe, zeigen stereotype Verhaltensweisen und fixieren sich auf ungewöhnliche Interessen. Beim Umgang mit anderen Personen können sie sich selbst nur schlecht wahrnehmen und einschätzen. Auf Sinneseindrücke wie Gerüche, laute Geräusche, Berührung oder Schmerz reagieren sie entweder überempfindlich oder gar nicht.

Äußerst selten nur geht selektiver oder totaler Mutismus mit einer Autismus-Spektrum-Störung einher. Dennoch werden im Alltag Mutismus und Autismus oft verwechselt, weil mutistische Kinder, Jugendliche und Erwachsene manchmal wie erstarrt oder versteinert wirken und weder mimisch noch mit Gestikulieren reagieren. Die Diagnose Autismus ist schon deshalb in der Regel nicht angebracht, weil mutistische Personen zwar beharrlich schweigen, sich ansonsten aber wie andere Personen ihrer Altersgruppe verhalten und bei sich zu Hause ausgelassen und redselig sind.

Auch im Hinblick auf ihre therapeutischen Bedürfnisse und Ziele unterscheiden sich Menschen mit einer Autismus-Spektrum-Störung von Menschen mit selektivem Mutismus: Wichtige Ziele einer Autismus-Therapie sind die Stärkung der sensorischen Integration und die Verbesserung des kommunikativen Verhaltens. Wichtigste therapeutische Ziele bei selektivem Mutismus sind der Abbau der sozialen Angst und die Behebung des Schweigens.

Aufmerksamkeitsdefizit-/Hyperaktivitätsstörung (ADS und ADHS)

Aufmerksamkeitsdefizit-/Hyperaktivitätsstörungen (ADS und ADHS) sind gemeinsam mit Störungen des Sozialverhaltens die häufigsten psychischen Störungen im Kindesalter. Sie sind durch eine Beeinträchtigung der Aufmerksamkeit (Ablenkbarkeit), der Impulskontrolle (Impulsivität) und der Aktivität (Hyperaktivität) – in unterschiedlicher Ausprägung – gekennzeichnet:

- *Unaufmerksamkeit:* Personen mit ADS und ADHS hören nicht gut zu, lassen sich leicht ablenken, halten – außer bei Dingen, für die sie sich besonders interessieren – weniger durch, machen viele Flüchtigkeitsfehler, sind vergesslich und verlieren häufiger Gegenstände.
- *Hyperaktivität:* Sie zappeln viel, rutschen auf ihrem Stuhl hin und her, verlassen häufig den Platz, wirken oft wie getrieben und können sich nicht gut ruhig beschäftigen und spielen.
- *Impulsivität:* Sie sind ungeduldig, können kaum warten, bis sie an der Reihe sind, platzen mit Gesprächsbeiträgen heraus, unterbrechen andere, stören viel, mischen sich in das Spiel von anderen ein und benutzen Dinge, die ihnen nicht gehören, ohne vorher zu fragen.

Im Unterschied zu ADS liegen bei einer ADHS eine stärker ausgeprägte Hyperaktivität und Störung des Sozialverhaltens vor: Personen mit ausgeprägter Störung des Sozialverhaltens haben eine geringe Frustrationstoleranz und werden schnell wütend, streitbar, oppositionell, verweigern Forderungen (besonders von Autoritätspersonen), lügen, stehlen, setzen sich über Regeln hinweg und verletzen die Grundrechte anderer.

Fazit

Spricht ein Kind, Jugendlicher oder Erwachsener unbekümmert mit Bekannten, aber nicht mit weniger vertrauten oder fremden Personen, liegt der Verdacht auf selektiven Mutismus nahe, der überprüft werden sollte. Bei wem und in welchen Situationen wird geschwiegen (vgl. hierzu die „Checkliste: In welchen Situationen und bei wem schweige ich?" im Anhang, S. 114)? Selektiver Mutismus ist eine soziale Angststörung. Betroffene schweigen beharrlich in ängstlich erregtem Zustand, um sich keine Blöße zu geben, und laufen deswegen Gefahr, in ihrer sozial-emotionalen und kognitiven Entwicklung beeinträchtigt zu werden.

Oftmals gibt es noch weitere psychische Störungen, am häufigsten sind es andere Angststörungen oder Depressionen. Nur selten tritt selektiver Mutismus zusammen mit einer ADHS auf und noch seltener gemeinsam mit einer Autismus-Spektrum-Störung.

2 Faktoren, die zur Entstehung der sozialen Ängstlichkeit und des selektiven Mutismus beitragen

Ein ganzes Bündel von Einflussgrößen führt zur Entstehung einer sozialen Angststörung mit Sprechhemmung: Eine angeborene Disposition zu Angst, Lernen an sozialen Modellen, erzieherische Einflüsse, kognitiver Stil (wie über Informationen und Erfahrungen gedacht wird und wie sie verarbeitet und genutzt werden), äußere Lebensbedingungen und spezielle Belastungen. Für einen besseren Überblick über die Entstehung, den Entwicklungsverlauf und die wichtigsten Einflussgrößen, die dabei zum Tragen kommen, wird zwischen verursachenden, auslösenden und aufrechterhaltenden Bedingungen des selektiven Mutismus unterschieden (Für einen erweiterten Überblick s. Schmidt-Traub, 2017).

2.1 Verursachende Bedingungen

Menschen mit selektivem Mutismus haben eine *genetisch bedingte Bereitschaft* zu Angsterleben, die mit Verhaltenshemmung, speziell mit einer ausgeprägten Sprechhemmung, einhergeht. Sie befürchten, beim Sprechen in wenig vertrauter Umgebung zu versagen, da es ihnen an Vertrauen in die eigene Sprechfähigkeit fehlt. Bei ängstlicher Erregung reagieren sie mit Verspannungen der Kehlkopfmuskulatur, sodass es zu *sprachmotorischen Einschränkungen beim Sprechen* kommt (vgl. hierzu auch „Neuronale und physiologische Grundlagen des Sprechens und des stressbedingten Schweigens“ im Anhang, S. 110).

Die Längsschnittuntersuchungen des Amerikaners Jerome Kagan und seiner Mitarbeiter (Kagan et al., 2009), in denen Neugeborene von den ersten Lebenstagen an über 45 Jahre lang in regelmäßigen Abständen beobachtet wurden, haben gezeigt, dass 17 bis 20 % der Kinder eines Jahrgangs mit einem *ängstlich-scheuen Temperament* zur Welt kommen, das sie lebenslang beeinflusst. Ein Temperament hat eine gewisse Vorhersagekraft für bestimmte Verhaltensmuster im weiteren Leben und entspricht einem *bestimmten Verhaltensstil,* der über die ganze Lebensspanne hinweg relativ stabil bleibt. Verhaltensstile weisen bestimmte Merkmale auf (wie Reaktionstempo, Ausdauer, Empfänglichkeit für Stimmungen und Gefühle).

Menschen mit einem ängstlich-scheuen Temperament sind empfindsamer, schreckhafter und ängstlicher als Gleichaltrige mit einem anderen Temperament. In der Regel liegt bei einem der biologischen Eltern (oder einem anderen nahen Verwandten) ein vergleichbares Temperament vor (Subellok et al., 2010; Bahrfeck-Wichitill et al., 2011). Bei ängstlichen Kindern dürfte es mehrheitlich die Mutter sein, da Ängste bei Frauen doppelt so häufig vorkommen wie bei Männern. Ängstlich-scheue Kinder sind gehemmter als ihre Altersgenossen. Sie neigen dazu, unklare und unbekannte Situationen negativer zu bewerten als nichtängstliche Personen und gehen ihnen möglichst aus dem Weg.

Mittlerweile sind einige der *genetischen Grundlagen* der Angst bekannt. Die Bereitschaft, vermehrt Angst zu erleben, ist angeboren. Dennoch lässt sich nicht vorhersagen, ob ein Kind mit ängstlich-scheuem Temperament künftig eine Angststörung oder selektiven Mutismus entwickeln wird. Das hängt im Wesentlichen von der Erziehung und von weiteren, teils unabsehbaren Milieueinflüssen ab.

Das *erzieherische Vorgehen* der Eltern trägt wesentlich dazu bei, das Angstrisiko eines Kindes zu vergrößern oder zu verringern (vgl. Kap. 2.2 und Kap. 2.3; Schmidt-Traub, 2015). Überbehütende Eltern ermahnen ihre Kinder viel, besonders vorsichtig zu sein; das kann auch verunsichernd auf das Kind wirken. Einige erklären ihren Kindern bei jeder Gelegenheit, wie schlecht die Welt ist und wie viel Unheil in ihr droht. Damit fördern sie eine tendenziell pessimistische Sicht der Welt und den Möglichkeiten des Kindes, auf Missstände Einfluss zu nehmen. Seltener sind die Eltern von ängstlichen Kindern ausnehmend streng und erziehen sie in einem Klima der Angst. Es gibt auch Eltern, die ihre Kinder einfach machen lassen und sie kaum darin unterstützen, die Angst zu überwinden und den Alltag eigenständig zu bewältigen.

Viele Eltern ermutigen jedoch ihre Kinder immer wieder, Herausforderungen anzunehmen. Sie trauen ihnen auch zu, diese selbstständig zu meistern, und sind ihnen bei der Lösung von schwierigen Problemen behilflich. So eine Erziehung stärkt das Selbstvertrauen des Kindes und verringert seine Angstbereitschaft. Insbesondere ängstliche Kinder brauchen Bezugspersonen, die ihnen *Zuversicht entgegenbringen* und daran glauben, dass sie wichtige Fragen und Probleme im Leben selbstständig lösen können. Das stärkt ihre psychische Stabilität und Resilienz.

Vater und Mutter sind außerdem wichtige *soziale Modelle* für ihre Kinder. Ängstliche Eltern leben ihnen das eigene Angsterleben, entsprechende Bewertungsmuster und Vermeidungsverhalten vor. Sie sind auch häufig überbesorgt und besonders beschützend in der Erziehung der Kinder. Diejenigen Kinder, die wie sie ein ängstlich-scheues Temperament haben, übernehmen vermutlich besonders viel von den Grundüberzeugungen und der Handlungsbereitschaft dieses Elternteils.

Chronische und punktuell heftige Belastungen erschweren die Entwicklung eines Kindes (vgl. Kap. 2.2). Stammt ein ängstlich-scheues Kind aus einem anderen Kultur- und Sprachraum (vgl. Kap. 1.2) und wird im privaten Umfeld überwiegend in seiner Muttersprache gesprochen, hat es größere Schwierigkeiten, Deutsch zu lernen und sich in Kindergarten und Schule einzuleben. *Bilingualität* ist für scheue Kinder oft eine länger anhaltende Belastung (obwohl sie natürlich auch Vorteile bietet).

Hat ein ängstliches Kind zudem den Hang zum *Perfektionismus* von seinen Eltern übernommen (vgl. Kap. 2.2) und will alles richtig formulieren und aussprechen, wird es schneller unsicher bei Sprechversuchen und gerät leichter unter Druck, vor allem in größeren Gruppen. Dort traut es sich dann kaum oder gar nicht, zu sprechen, und vermeidet solche Situationen immer mehr. Durch das Schweigen und durch das *Vermeiden* von Gelegenheiten, sich mit anderen auszutauschen, nimmt die Sprechangst zu.

Selektiver Mutismus wird bei einigen ängstlichen Kindern schließlich noch durch *entwicklungsbedingte Sprach- und Sprechstörungen begünstigt* (vgl. Kap. 1.2). Um körperliche Ursachen und Einflüsse (Hörschwierigkeiten, Hirnschädigungen; Lenarz et al., 2012) auszuschließen, sollte ein Kind, das in bestimmten Situationen nicht spricht, gründlich medizinisch untersucht werden – vor allem von Fachärzten für Hals-Nasen-Ohren-Erkrankungen und Kinderneurologie. Hört das ängstlich-scheue Kind z. B. nicht gut und versteht es nur mühsam und fehlerhaft, was andere sagen, wird es leichter verunsichert. In der Folge traut es sich dann vielleicht auch nicht zu, mit weniger bekannten Menschen zu kommunizieren und zieht sich immer mehr zurück, sodass seine Sprechangst zunimmt.

2.2 Auslösende Bedingungen

Starke Belastungen lösen bei Personen, die zu sozialer Ängstlichkeit und Sprechhemmung neigen, leichter Unruhe und Angst aus, besonders im Kindesalter. Oft ist der Kindergarten die erste Hürde bei der Loslösung von der vertrauten familiären Umgebung. Für ein schüchternes Kind sind die vielen Kinder und Erzieherinnen zunächst etwas unheimlich und schüchtern es ein, sodass es sich nicht zutraut, Kontakt aufzunehmen. Übergänge – wie der Eintritt in den Kindergarten und die Schule, Umzüge in eine andere Stadt oder ein fremdes Land – sind besonders einschneidende Lebensereignisse für ängstlich-verhaltene Kinder.

Außerdem können *einzelne extrem unangenehme Erlebnisse* belastend sein und selektiven Mutismus auslösen oder verschlimmern. Vielleicht erschrickt sich ein ängstlich-gehemmtes Kind bei einem heftigen Streit zwischen zwei lebhaften Kindern oder wenn eine Lehrerin ein anderes Kind lautstark zurechtweist. Das kann auch passieren, wenn es selbst laut angesprochen wird (Lautstärke ist subjektiv, mutistische Kinder reagieren meistens überempfindlich auf Lärm) oder unter Druck gesetzt und zu etwas genötigt wird, wovor ihm graut. Spricht künftig einer der Streithasen oder die forsche Lehrerin das Kind an, wird es möglicherweise innerlich zusammenfahren, versteinern und kein Wort hervorbringen.

Nach dem Lernprinzip des klassischen Konditionierens ist es in diesem Fall zu einer Verknüpfung des Angstgefühls in der Streitsituation mit den beiden streitenden Kindern gekommen (bzw. eine Verbindung von der Angst, die beim strengen Verhalten der Lehrerin auftrat, mit ihrer Person). Künftig lösen diese Personen beim mutistischen Kind Angst aus und vor lauter Anspannung kann es dann nicht mit ihnen sprechen.

Solche Verknüpfungen oder Verbindungen nach einem einmaligen höchst unangenehmen Erlebnis treten häufiger auf. Vielleicht wurde ein scheues Kind einmal bei dem Versuch, etwas Schwieriges zu sagen, gehänselt, woraufhin es sich maßlos schämte. Das Erlebnis hat das Kind übertrieben negativ bewertet, sodass seine Sprechangst zunahm. *Negative kognitive Prozesse,* vor allem Abwertungen (vielleicht im Verbund mit dem erwähnten Hang zum Perfektionismus) spielen eine wichtige Rolle beim Auslösen (und Aufrechterhalten) von sozialer Angst. Wie bewertet wird, lernen Kinder meistens von ihren Eltern. Negative Kognitionen begünstigen und steuern das Unbehagen und Schweigen. Angstgedanken und andere negative Kognitionen führen zu immer mehr Erwartungsangst vor unbekannten Situationen, in denen das Kind sprechen muss. Ängstlich-scheue Personen interpretieren zudem mehrdeutige soziale Situationen auch deshalb einseitig negativ, weil sie nicht immer absehen können, was genau geschehen wird. Ungewissheit ist für sie nur schwer zu ertragen.

Solche Verknüpfungen lernt ein ängstlich-scheues Kind leichter, wenn es zusätzlich noch *Sprach- und Entwicklungsschwierigkeiten* hat (Katz-Bernstein, 2015; Melfsen, 2007). Ist Deutsch eine Fremdsprache, braucht das Kind Deutschunterricht. Arbeiten seine Sinnesorgane nicht gut zusammen (bei schwacher sensorischer Integration, vgl. auch Kasten „Durch Hirnstörungen bedingte Sprach- und Sprechstörungen" in Kapitel 1.2), benötigt es zusätzlich Ergotherapie. Ist das mutistische Kind kognitiv entwicklungsverzögert, muss es auf breiter Basis heilpädagogisch gefördert werden.

2.3 Aufrechterhaltende Bedingungen

Insbesondere *Vermeidungsverhalten* (Schweigen) hält die Sprechangst aufrecht. Wenn die mutistische Person schweigt, spürt sie *kurzfristig* (nur für einen Moment), wie die innere Erregung spürbar nachlässt. Sie empfindet diese Linderung der Angst als sehr entlastend. Da die Sprechangst sich sofort gelegt hat, glaubt sie aber irrtümlich, Unruhe und Angst wären mit dem Schweigen zu beheben. Tatsächlich hat das Schweigen jedoch die fatale Auswirkung, dass sich die Sprechangst *längerfristig* verfestigt. Weil die Person beharrlich vermeidet und somit keine korrigierenden Erfahrungen macht, bleibt die Sprechangst bestehen. Sie erfährt folglich auch nicht, dass sie auf ihr Sprechen hin weder abgewertet wird, noch Rufmord erleidet – meistens nicht einmal dann, wenn sie fehlerhaft spricht. Auf längere Sicht belastet das ihr Selbstwertgefühl.

Des Weiteren tragen *negative Kognitionen* wie Angstgedanken und -vorstellungen dazu bei, die Sprechangst aufrechtzuerhalten. Sorgen, Befürchtungen und die *ängstliche Erwartung,* dass etwas Unheilvolles (wie peinliches Sprechverhalten) geschieht, sind oft stärker ausgeprägt als das Angsterleben in der eigentlichen Situation. Weil infolge der Erwartungs-

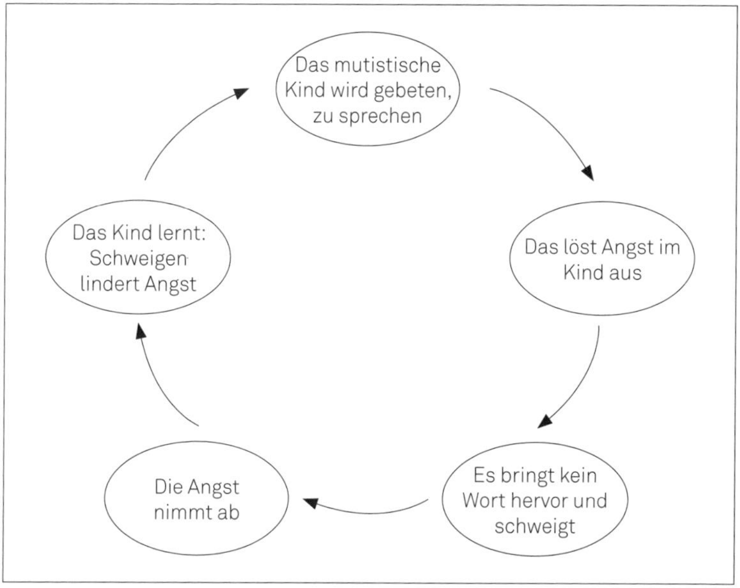

Abbildung 1: Teufelskreis der Angst

angst vermehrt gemieden wird, bleiben mutistische Personen im *Teufelskreis der Angst* gefangen (vgl. Abbildung 1).

Sozial-ängstliche und sprechgehemmte Personen weichen besonders vor *neuartigen Situationen* aus. In der Folge sammeln sie zu wenig Lebenserfahrung. Sie wollen z.B. nicht an Geburtstagsfeiern teilnehmen, bei Freunden übernachten oder mit auf Klassenfahrt gehen – aus Angst, man würde sie dort zum Sprechen nötigen. Sie fürchten sich davor, dass die ihnen vertrauten Bezugspersonen in solchen Situationen nicht anwesend sind, um ihnen Sicherheit zu vermitteln. Durch das permanente Ausweichen bzw. Vermeiden solcher Situationen entwickeln sie nur unzureichend soziale Fähigkeiten, um schwierige, ungewöhnliche Situationen selbstständig zu bewältigen.

Aufforderungen, endlich etwas zu sagen, werden von mutistischen Personen als *sozialer Druck* und oft auch als fundamentale Kritik empfunden (wie das Beispiel des 11-jährigen Lasse am Beginn von Kapitel 1 zeigt, vgl. S. 15). Starker Druck und Kritik verstärken ihre Angst und Selbstwertproblematik. Manchmal verkennen Familienangehörige, Erzieher und

Lehrer die Not des schweigenden Kindes und verstehen nicht, dass es aus Unbehagen, Scham und Angst schweigt. Sie glauben, es wolle nur nicht sprechen und sei stur, unwillig oder sogar oppositionell. Unter sozialem Druck geraten mutistische Kinder besonders stark in Erregung und werden gelegentlich auch wütend, nachdem ihre Angst in Wut umschlägt (Affektumkehr). Aus lauter Verzweiflung geraten sie in Rage. Ihre Wutausbrüche werden von jenen Personen, die ihr Schweigen kritisch sehen, dann häufig als Belege für oppositionelles Verhalten gehalten.

Ein weiterer aufrechterhaltender Faktor ist die in Kapitel 2.2 erwähnte *überbeschützende Erziehung*. Sie begünstigt eine starke *Abhängigkeit von Bezugspersonen* (Dependenz). Zu viel Zuwendung von den Eltern trägt dazu bei, die Angst und das Schweigen zu verfestigen. Aus Mitgefühl geben viele Bezugspersonen dem schweigenden Kind mehr Aufmerksamkeit und nehmen ihm vieles ab, um ihm das Leben zu erleichtern. Damit unterstützen sie es jedoch darin, vor Unangenehmem auszuweichen. Sie reden häufig für das Kind in der Öffentlichkeit und verhandeln auch mehr als notwendig mit Erziehern und Lehrern, um Sonderkonditionen für das Kind herauszuholen. Das hält die Angst mit aufrecht und erschwert die Entwicklung von Autonomie und Kommunikationsfähigkeit beim Kind. In der Regel ist den Eltern nicht bewusst, dass sie mit ihrer *Unterstützung des Vermeidungsverhaltens* die Sprechangst des Kindes begünstigen.

Schließlich tragen noch *akute und chronische Stressoren*, wie z. B. gesundheitliche Probleme und Behinderung, Verlust einer nahestehenden Person durch Erkrankung oder Tod, Trennung der Eltern, Geschwisterrivalität, fehlende oder zu rigide Kontrollen im Elternhaus, gravierende finanzielle Engpässe, Umzüge usw. mit dazu bei, den selektiven Mutismus nicht nur auszulösen (vgl. Kap. 2.2), sondern auch zu stabilisieren.

Fazit

Mutistische Kinder, Jugendliche und Erwachsene wirken zwar stumm, wenn sie schweigen, sind es aber nicht, denn sie können mit Personen, zu denen sie eine vertrauensvolle Beziehung unterhalten, normal reden. Eine ganze Reihe von Bedingungen nehmen Einfluss auf die *Entstehung von selektivem Mutismus – angeborene, gelernte und Umweltfaktoren*. Jede mutistische Person hat eine einzigartige Entwicklungsgeschichte: Es gibt zwar nicht einen ganz bestimmten Entstehungsverlauf der Sprechangst, dafür aber vergleichbare ursächliche, auslösende und aufrechterhaltende Bedingungen.

Selektiv mutistische Personen können ihre Sprechprobleme selbstständig lösen. Zu Beginn der Selbsthilfe (oder Therapie) wird zunächst (mithilfe dieses Buches) der Kreislauf von erhöhter Angstbereitschaft, negativer kognitiver Bewertung und vermeidendem Bewältigungsstil aufgedeckt und im weiteren Verlauf allmählich aufgelöst.

3 Therapeutische Behandlung und Selbsthilfe

3.1 Überblick über Behandlungsmöglichkeiten

Mutismus sollte möglichst früh und umfassend behandelt werden, weil sonst das Schweigen womöglich chronisch wird. Die Behandlung der Wahl bei Angststörungen und selektivem Mutismus ist die kognitive Verhaltenstherapie[4]. Bei früh einsetzender Behandlung ist die Prognose besser als bei einer Therapie in späteren Jahren. Je jünger das Kind, desto mehr Unterstützung benötigt es von seinen Eltern, Erziehern, Lehrern und Freunden. Ausschlaggebend für ein erfolgreiches Vorankommen mit Maßnahmen der Selbsthilfe sind (1) die Intensität der Sprechangst sowie Zahl und Ausmaß der Situationen, in denen die Person schweigt, und (2) die besonderen Bedürfnisse und Fähigkeiten jeder einzelnen Person. Manche Personen leiden unter Unbehagen in bestimmten sozialen Situationen, andere unter regelrechter Angst. Jungen und Männer verleugnen gerne ihre Angst; am ehesten gestehen sie sich noch ein, innerlich angespannt und unruhig zu sein.

Die meisten selektiv mutistischen Personen[5] bleiben unbehandelt, obwohl gesetzliche und private Krankenkassen die Behandlungskosten

---

4 Insbesondere im angelsächsischen Bereich gibt es eine Reihe von kognitiv-verhaltenstherapeutischen Manualen und Leitfäden zur Behandlung des selektiven Mutismus. Ich habe mich vor allem an Johnson et al. (2016) und Perednik (2016), orientiert, aber auch hilfreiche Anregungen bekommen von Bahr (2012), Goetze Kervatt (2015; die als Lehrerin intensiv mit einem hartnäckigen Fall gearbeitet hat), Hartmann et al. (2013; systemischer Ansatz), Katz-Bernstein (2015; therapeutisch gemischtes Vorgehen), Lepper et al. (2009), McHolm et al. (2005), Subellok et al. (2012) und Semple et al. (2011; die achtsamkeitsbasiert mit sozial ängstlichen Kindern und Jugendlichen arbeiten).

5 Um das Lesen zu erleichtern, ist im Folgenden nur noch die Rede vom selektiv mutistischen Kind, weil Kinder häufiger zur Therapie kommen. Die aufgezeigte Vorgehensweise in Selbsthilfe ist aber grundsätzlich für jedes Alter ähnlich. Deshalb sind mutistische Personen aller Altersgruppen angesprochen.

übernehmen. Viele sind über Behandlungsmöglichkeiten nicht informiert. Einige haben auch Vorurteile gegenüber einer Psychotherapie, wollen sie aus Scham nicht in Anspruch nehmen, um nicht als psychisch auffällig gebrandmarkt zu werden. An der Therapie des selektiven Mutismus müssen häufiger Helfer aus verschiedenen Disziplinen beteiligt werden: Verhaltens- und familientherapeutische, sprachtherapeutische und gelegentlich auch psychiatrisch-medikamentöse Hilfen können erforderlich sein. Das therapeutische Vorgehen sollte interdisziplinär abgesprochen und sorgfältig auf den einzelnen Patienten zugeschnitten werden.

Ein selektiv mutistisches Kind ist in der Regel sehr gehemmt und spricht nicht gleich. Suchen Eltern mit dem Kind einen Verhaltenstherapeuten auf, dauert es durchschnittlich vier Sitzungen, wie Studien zeigen, bis es sich etwas öffnet und in zurückhaltender Form spricht oder wenigstens nonverbal mit dem Therapeuten kommuniziert. Es gibt aber auch Fälle, da dauert es fünfmal so lange oder länger, bis das Kind in der Lage ist, mit dem Therapeuten zu sprechen.

Das *Hauptziel der Behandlung* ist der Abbau der Sprechangst und des Schweigens. Mutistische Kinder müssen lernen, sich der Angst so oft und so lange zu stellen, bis sie mit Gleichaltrigen und Erwachsenen in jeder Situation „normal“ sprechen können. Haben sie das einmal geschafft, sind sie wesentlich selbstbewusster und glücklich darüber, Konversation machen und über eigene Gefühle reden zu können.

Zu den besonders wirkungsvollen Bewältigungsschritten in der kognitiven Verhaltenstherapie gehören *Konfrontation* (oder Exposition) mit der Angst, *Wirklichkeitsüberprüfung* sowie *Veränderung der angstbesetzten Gedanken und Vorstellungen* (etwa die negative Kognition, „Andere lehnen mich ab, weil ich fehlerhaft spreche“). Ist das Kind unter 7 oder 8 Jahren, wird es nur Konfrontation mit der Angst, Sprechversuche (vgl. Kap. 3.2.4) sowie Entspannungsübungen (vgl. Kap. 3.2.3) machen können. Bei älteren Kindern, die bereits kognitiv reifer sind, werden die Konfrontations- und Entspannungsübungen durch Erkennen und Umgestalten von Angstgedanken ergänzt (vgl. Kap. 3.2.2).

Begleitende Helfer bei den Übungen sind meistens die Eltern. Es können aber auch ältere Geschwister sein, Erzieher, Lehrer oder Freunde (Partner, Kollegen, Vorgesetzte). Helfer werden vor allem dort benötigt,

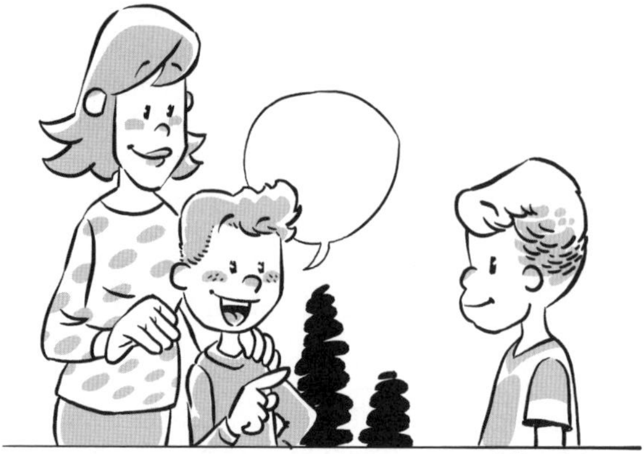

© Klaus Gehrmann

wo das Kind durch seine Symptome besonders stark beeinträchtigt ist – in Kindergarten oder Schule. Eine *warmherzige Beziehung zum Helfer* ist der Nährboden für eine wirkungsvolle Selbsthilfe und Therapie. Gerade mutistische Kinder lassen sich nur von vertrauten Personen unterstützen, von denen sie sich verstanden, respektiert und sicher geführt fühlen. Helfer sollten empathisch mit scheuen Kindern, die oft etwas misstrauisch sind, umgehen. Sie müssen aber auch willens sein, ein gehemmtes Kind, das über endlos lange Strecken schweigt, immer wieder herauszufordern und diplomatisch zu ermutigen, beängstigende Situationen aufzusuchen.

Um mutistische Kinder zu motivieren, ihre Sprechangst und das Schweigen in Selbsthilfe abzubauen, wird ihnen am besten Folgendes mitgeteilt:

- „Viele schweigsame Kinder wie du haben schon von solchen Übungen profitiert."
- „Letztendlich liegt die Entscheidung bei dir, bei welchen Übungen du mitmachst. Darunter sind sicherlich einige, die Spaß machen."
- „Die ersten Sprechübungen kannst du bei dir zu Hause mit einer Person machen, die du nicht so gut kennst, aber mit der du dir vorstellen kannst, zu sprechen. Danach übst du, (im Kindergarten oder) in der Schule zu sprechen. Wenn du willst, unterstützen dich dort deine Mama oder dein Papa dabei."

In Härtefällen ist wahrscheinlich eine *Kombinationsbehandlung* angesagt, zumindest vorübergehend (Verhaltenstherapie kombiniert mit einem Medikament, das nicht abhängig macht, vgl. Kap. 3.2.5; Manassis et al., 2016). Mithilfe der leicht dämpfenden Wirkung eines Antidepressivums wird ein beharrlich schweigendes Kind wahrscheinlich eher imstande sein, gefürchtete Situationen aufzusuchen und Sprechversuche zu machen. Geeignete Medikamente sollten von einem Facharzt für Kinder- und Jugendpsychiatrie verschrieben werden. Er überwacht auch deren Wirkung.

Kinder von Migrantinnen und Migranten haben nach der Einwanderung *mangelhafte Sprachkenntnisse* (wie das Beispiel des 10-jährigen Jamal am Beginn von Kapitel 1 zeigt, vgl. S. 15). Manchmal ist auch ein besonders angstsensibles Kind darunter, das schweigt, weil es sich schämt, in der fremden Sprache Fehler zu machen. In den meisten Fällen reicht ein guter Deutschkurs, um dem Kind (und auch den Eltern) das Sprechen in der Öffentlichkeit zu erleichtern und vor groben Patzern zu bewahren. Einem Kind aus dem Ausland sollte beispielsweise durch Erzieher und Lehrkräfte klar gemacht werden, dass andere bei einem Sprechfehler evtl. spontan lachen, weil Versprecher oft sehr lustig klingen, nicht aber, weil die anderen das Kind für dumm halten.

Haben mutistische Kinder eine *Sprachstörung* (Stammeln, Stottern, Artikulationsschwierigkeiten, vgl. Kap. 1.2), müssen sie zusätzlich von Logopäden, Sprachheilpädagogen, Atem- oder Stimmlehrern behandelt werden.

3.2 Behandlungsschritte

Therapeutische Wirkungen oder Fortschritte stellen sich leichter und schneller ein, wenn die ersten Konfrontationsübungen und Sprechversuche mit einer Person, bei der das Kind schweigt, im Elternhaus stattfinden. Die Übungen können von einem Elternteil unterstützt werden (vgl. Kap. 3.3). Als erste Übungsperson könnte beispielsweise eine nicht zu forsch auftretende Freundin der Mutter oder ein gleichaltriges Kind eingeladen werden, jemand, der oder die vom Kind akzeptiert wird (vgl. das Beispiel von Melanie im Kapitel 3.2.1 auf S. 48).

Eine *Therapie* mit einem Patienten durchzuführen, der stundenlang kein einziges Wort spricht, erscheint zunächst schier aussichtslos. Für weniger erfahrene Therapeuten ist das eine sehr große Herausforderung. Bei einigen wenigen Patienten dauert es tatsächlich ungewöhnlich lange, bis sie sich trauen, stimmliche Laute von sich zu geben und etwas zu sagen; manchmal verstreichen 20 bis 30 Therapiesitzungen. Bis dahin kann in den Sitzungen lange Zeit nur mit der Bezugsperson, die das Kind begleitet, gesprochen werden. Ab der ersten verbalen Äußerung des Patienten geht es dann jedoch meistens rasch voran.

Empfehlenswert ist es deshalb, bei einem Kind mit Mutismus mit der Therapie zu Hause zu beginnen. Der Therapeut nutzt den Heimvorteil des Kindes für den ersten Kontakt. Dort lässt sich müheloser eine Beziehung zum scheuen Kind aufbauen. Der damit verbundene Aufwand lohnt sich, weil sich das Kind im Elternhaus leichter öffnet und aus sich herausgeht. Bislang sind erst wenige Verhaltenstherapeuten zu *Hausbesuchen* bereit. Viele machen aber außerhalb der Praxisräume therapeutengeleitete Konfrontationsübungen mit sozial-ängstlichen und mutistischen Patienten – auf der Straße, in Läden, auf Spielplätzen und in Cafés (vgl. Kap. 3.2.4 und Kap. 3.3.2).

Bei einem (oder mehreren) Hausbesuch(en) kann das Kind den Therapeuten in seiner vertrauten Umgebung beschnuppern. Der Therapeut lernt die Familie kennen und beobachtet, wie das Kind unbeschwert mit den Angehörigen umgeht und mit ihnen redet. Hausbesuche sind demnach auch sehr ergiebig für die *diagnostische Einschätzung*. Bei der Gelegenheit können Therapeut, Patient und Angehörige gemeinsam Zielvorstellungen entwickeln und diese auf die individuellen Möglichkeiten und Grenzen des Kindes und seiner Familie zuschneiden.

3.2.1 Beobachtung des unfreiwilligen Schweigens und Aufbau von Veränderungsbereitschaft

Die Vorgehensweisen in Selbsthilfe müssen an die individuellen Lern- und Bewältigungsfähigkeiten, die Courage und Willensstärke des betroffenen Kindes angepasst werden.

Nach der Lektüre der Kapitel 1 und 2 sollte zunächst das Erscheinungsbild und ganze Ausmaß der Sprechangst des Kindes erfasst werden: In welchen Bereichen ist es in seinem Kommunikationsverhalten eingeschränkt? Welche Situationen oder Personen vermeidet es? Mit welchen Menschen und in welchen Situationen kommuniziert es unbeschwert? Mithilfe der „Checkliste In welchen Situationen und bei wem schweige ich?“ (vgl. Anhang, S. 114) lassen sich Personen und soziale Situationen identifizieren, bei denen das Kind schweigt.

Diagnostisch besonders aufschlussreich sind *Videoaufnahmen* (Tablet, Handy), einmal in schwierigen Situationen, in denen das Kind überhaupt nicht oder nur mühsam kommunizieren kann, und zum anderen in Situationen, in denen es problemlos und ausgelassen spricht, z. B. innerhalb der Familie.

Um das Bild der Sprechschwierigkeiten des Kindes abzurunden, werden Eltern (vgl. „Fragen für Eltern zur Einschätzung der Sprechangst des mutistischen Kindes bzw. der/des Jugendlichen“ im Anhang, S. 118) sowie Erzieher und Lehrer (vgl. „Einschätzungen der Erzieherinnen und Erzieher bzw. der Lehrkräfte“ im Anhang, S. 120) nach ihren Erfahrungen mit dem Kommunikationsverhalten des Kindes befragt. Sie kennen das gehemmte Kind mit seiner Sprechangst und können außerdem einiges über seine Stärken und Fähigkeiten sagen. Vielleicht haben sie auch konstruktive Ideen für Maßnahmen zur Selbsthilfe und bieten ihre Unterstützung an (vgl. Kap. 3.4).

Mutistische Kinder leiden darunter, in stresshaften Situationen zum Schweigen verdammt zu sein, und möchten davon erlöst werden. Viele zweifeln jedoch daran, dass ihnen das gelingt. Folglich müssen sie erst einmal davon überzeugt werden, dass sich ein Versuch lohnt. Eine gründliche *Aufklärung* in kindgerechter Sprache über das Störungsbild des selektiven Mutismus und seine Entstehung (vgl. Kap. 1 und 2) sowie über therapeutische Möglichkeiten (vgl. Kap. 3) stärkt die Bereitschaft des Kindes, sich auf die Selbsthilfe einzulassen. Das gilt insbesondere dann, wenn es erfährt, dass es immer nur in kleinen Schritten, deren Größe es selbst bestimmt, gefordert wird, und dass es schneller zu einer Besserung der Sprechangst kommt, je mutiger es ist, je besser es mitmacht und je mehr es übt.

Ein mutistisches Kind, das am Vorwärtskommen beim Sprechen zweifelt, sollte *nicht* von jetzt auf gleich zur Mitarbeit *gedrängt werden*. Je mehr es sich bedrängt fühlt, desto stärker gerät es unter Leistungsdruck, wird unruhig, wehrt ab und gibt womöglich schon von vornherein auf. Nicht selten glauben Eltern, Erzieher und Lehrer, diese Abwehr sei eine Form von oppositionellem Verhalten. Dabei traut sich das verängstigte, innerlich angespannte Kind einfach nicht zu, etwas zu sagen, und blockt total ab. Mutistische Kinder brauchen besonders viel Zeit und Ruhe, um sich auf etwas Neues, z. B. auf Selbsthilfe oder Therapie, einzulassen – häufig noch mehr als Kinder mit anderen Ängsten oder anderen psychischen Problemen.

Zur Stärkung der Veränderungsbereitschaft trägt letztendlich eine gründliche *Analyse der Sprechangst* bei. Daran erkennt das Kind ganz deutlich, was bei ihm Sprechangst auslöst und an welchen Stellen es in Selbsthilfe ansetzen kann. Diese Erkenntnis stimmt meist zuversichtlicher und hoffnungsvoller.

Am Beispiel von Melanie, die am Beginn von Kapitel 1 kurz vorgestellt wurde (vgl. S. 16), soll im Folgenden das Störungsbild, die Verhaltensanalyse und das Erklärungsmodell veranschaulicht werden:

Beispiel: Melanie (Forts.)

Störungsbild: Wie äußerst sich der selektive Mutismus bei Melanie?

Melanie besucht die 8. Klasse einer Gesamtschule und meldet sich nicht im Unterricht. Sie hat sich in ihrer ganzen Schullaufbahn noch kein einziges Mal gemeldet. Wird sie im Unterricht vom Lehrer angesprochen, erschrickt sie, dreht sich zur Seite, verdeckt ihr Gesicht mit den Haaren und schaut versteinert zu Boden, ohne zu antworten. Teilweise malt sie auch mechanisch Ornamente ins Heft. Mit fremden Erwachsenen und den meisten Gleichaltrigen redet sie nicht, tuschelt nur mit zwei Mädchen in der Klasse und tauscht mit ihnen Briefe aus.

Auf mehrmaliges Nachfragen der Mutter gestand sie vor einigen Monaten, dass sie Angst habe, etwas Falsches zu sagen oder Worte nicht richtig auszusprechen, und sich damit vor ihren Mitschülern und den Lehrern zu blamieren. Die würden sie für „unbeholfen und dumm" halten und sie auslachen. Sie wünsche sich, so frei reden zu können wie ihre vier Jahre ältere Schwester.

Wie bei allen sozial-ängstlichen Kindern, Jugendlichen und Erwachsenen bildet die Befürchtung von negativer Bewertung durch andere den Kern der sozialen Angst. Deshalb schweigt Melanie beharrlich im Unterricht und bei fremden Personen. Gerät sie in Erregung, kommt starke Erwartungsangst auf, die neuerdings von Kopfschmerzen und Übelkeit begleitet wird. Sie will dann nicht zur Schule gehen. Die Mutter besteht aber darauf. Vor Klassenarbeiten hat sie keine Angst. Sie bereitet sich selbstständig darauf vor und schreibt gute Noten. Zu Hause spricht sie nicht über ihre Problematik, außer wenn sie gefragt wird, und dann nur verhalten.

Verhaltensanalyse auf der Verhaltens- oder Mikroebene: Wie ist der chronologische Ablauf von Melanies Sprechangst?

Es folgt ein für sie typisches Beispiel ihrer Sprechangst in der Schule:

- *Auslösende Situation:* Im Deutschunterricht wird Melanie von der Lehrerin aufgefordert, einen Begriff zu erläutern, obwohl sie sich nicht gemeldet hat.
- *Leitideen, negative Erwartungen:* Melanie ist schüchtern, hat einen vermeidenden Bewältigungsstil, wenig Selbstvertrauen und befürchtet, von anderen für inkompetent gehalten zu werden (diese negative Grundüberzeugung steuert ihre Sprechangst und das Schweigen).
- *Gefühlsmäßige Reaktion:* Sie erschrickt sich und bekommt Angst – begleitet von
  - *negativen Gedanken:* „Ich sage etwas Falsches. Die sehen, wie unsicher ich bin. Ich kann nicht reden wie andere“ und
  - *körperlich-physiologischen Empfindungen* wie Schwächegefühl, Mundtrockenheit, leichtem Schwindel und Übelkeit.
  - *Verhalten:* Sie dreht sich von der Lehrerin weg, schaut nach unten, versteckt sich hinter ihrem Haar und sagt nichts. Die Lehrerin seufzt und nimmt einen anderen Schüler dran.
- *Kurzfristige Folgen:* Melanie ist erleichtert, dass die Lehrerin sie in Ruhe lässt; die Angst geht für einen kurzen Moment zurück. Sie schämt sich aber, weil sie wieder nichts sagen konnte und die Lehrerin hörbar missbilligend geseufzt hat.
- *Langfristige Folgen:* Durch ihr Vermeiden (Schweigen) bleibt die Angst vor fehlerhaftem Sprechen und vor Abwertung durch andere bestehen. Melanie lebt sozial zurückgezogen, trifft sich kaum mit Gleichaltrigen, hat keine richtigen Freunde und lernt dadurch nur unzureichend, mit anderen zu kommunizieren und zusammenzuarbeiten. Sie hat deswegen Selbstwertprobleme.
- *Kontingenz:* Die Verhaltenskette läuft auf diese Weise häufiger in der Schule ab.

Mithilfe von solchen Verhaltensanalysen konnte Melanie die feineren Zusammenhänge ihres Schweigens, die damit verbundenen Gefühle und Gedanken sowie deren Auswirkungen erkennen und leichter Ansatzpunkte für die Selbsthilfe finden (Veränderung der negativen Gedanken, Abbau des Vermeidungsverhaltens, Lockerung der physiologischen Anspannung usw.).

Erklärungsmodell auf der Makroebene: Wie ist es zu Melanies selektivem Mutismus gekommen?

Melanie war schon von klein auf schreckhaft, schüchtern und gehemmt, wie die Mutter berichtet. Im Kindergarten und in der Schule sprach sie fast gar nicht. Offensichtlich hat sie das ängstlich-scheue Temperament ihrer Mutter geerbt, die in der Schule ebenfalls sehr still war und sich kaum gemeldet hat. Heute noch lebt die Mutter der Tochter zurückhaltendes und vermeidendes Verhalten vor. Weil Melanie ähnlich sensibel ist wie die Mutter, übernimmt sie vieles von ihr durch Lernen am sozialen Modell. Die Mutter sorgt sich sehr um Melanie, leidet mit ihr, will ihr das Leben erleichtern, sie beschützen und nimmt ihr (zu) vieles ab. Vater und Schwester hingegen sind wesentlich unbekümmerter und behandeln sie normal.

Melanie wuchs folglich sehr behütet in einer intakten Familie auf, in der es sonst keine weiteren psychischen Probleme gibt. Abgesehen von der ausgeprägten Sprechhemmung hat sie sich unauffällig entwickelt. Traumatisierende Erfahrungen sind nicht bekannt. Seit dem Wechsel zur Gesamtschule (neue Mitschüler und viele Fachlehrer) geht Melanie nicht mehr gerne in die Schule. Zeitgleich kam sie in die Pubertät. Nun reagiert sie empfindlicher auf Kritik und schweigt noch beharrlicher, um sich beim Sprechen keine Blöße zu geben, weicht vor Freizeitgruppen mit Gleichaltrigen und vor Geburtstagsfeiern aus. Zu Hause geht sie nicht ans Telefon. Situationen, in denen sie mit unbekannten Personen sprechen muss, vermeidet sie immer mehr. Sowohl das Vermeiden als auch ihre übersteigerten Sorgen und pessimistischen Gedanken hinsichtlich der Abwertung durch andere halten die Sprechangst und das Schweigen aufrecht. Das kratzt an ihrem Selbstbewusstsein.

Melanie ist zudem sehr abhängig von ihrer Mutter. Die meint es gut mit der Tochter und will sie von der Angst entlasten, indem sie in der Öffentlichkeit für sie spricht und Telefonate für sie erledigt. Die faltale Spirale von Schweigen (Vermeiden, Sicherheitsverhalten) und Zunahme der Angst hatten Mutter und Tochter bislang nicht gesehen.

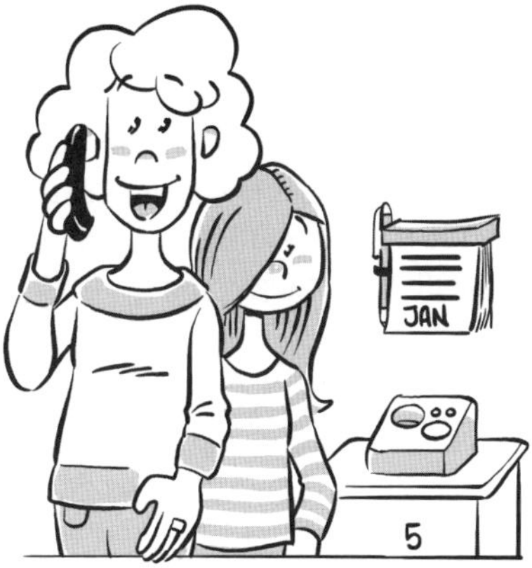

© Klaus Gehrmann

In der Freizeit beschäftigt sich Melanie viel mit PC-Strategiespielen; sie zeichnet auch gerne und schaut „romantische" Filme, die sie zum Träumen anregen. Außerhalb der Schule hält sie mit den Schulfreundinnen nur virtuell Kontakt.

Bisherige Behandlungen: Welche Hilfsangebote hat Melanie bereits erhalten?

Die Eltern glaubten viel zu lange, dass sich Melanies Sprechproblem von alleine lösen würde, so wie es bei der Mutter der Fall war (deren Schweigen war vergleichsweise weniger intensiv). In den vergangenen zwei Jahren gab es mehrere Gespräche mit dem Schulpsychologen, in einer Erziehungsberatungsstelle, mit dem Kinderarzt und mit einer Fachärztin für Kinder- und Jugendpsychiatrie. Die Kinder- und Jugendpsychiaterin empfahl eine Verhaltenstherapie.

Melanie kam mit der Mutter zu vier (probatorischen) Gesprächen und zu einem Familiengespräch mit beiden Eltern. Nach der Diagnostik und Aufklärung (Psychoedukation) über die Störung und ihre Entstehung sowie über Möglichkeiten der Behandlung begann sie, mehr Licht am Horizont zu sehen und wurde zuversichtlicher. Am Ende entschied sich Melanie, die Sprechangst in Selbsthilfe mit Unterstützung der Familie anzugehen. Sie hielt sich aber die Option für eine Therapie noch offen. Anscheinend hatte ein vom Vater für diagnostische Zwecke aufgenommenes Video von ihrem unbeschwert fröhlichen Sprechverhalten zu Hause den Ausschlag dafür gegeben: Sie wollte es nun angehen, in kritischen Situationen genau so sprechen zu lernen.

Kleinere Kinder können selbst vergleichsweise nur wenige Informationen über ihre Angst geben, denn sie sind kognitiv noch nicht weit genug entwickelt, um über ihre Gefühle zu reden. Bei kleinen Kindern können die Bezugspersonen Beobachtungen schildern, wie sich das Kind in sozialen Situationen bzw. gegenüber bestimmten Personen verhält. Veranschaulicht wird dies am Beispiel der kleinen Vanessa, die am Beginn von Kapitel 1 kurz vorgestellt wurde (vgl. S. 13).

Beispiel: Vanessa (Forts.)

Die 5-jährige Vanessa spricht seit dem 2. bis 3. Lebensjahr Mehrwortsätze im Elternhaus. Außerhalb der Familie redet sie aber mit niemandem, auch nicht in der Kita, in die sie mit 2 Jahren aufgenommen wurde. Wenn die Mutter arbeitet, betreut die Oma Vanessa, ihren kleinen Bruder und den Familienhund. Zu Hause ist Vanessa sehr lebhaft und redselig. Sobald aber jemand zu Besuch kommt, erstarrt sie, zieht die Schultern hoch und flüchtet in ihr Zimmer. Später kann sie nicht erklären, warum sie sich so verhält. In ihrem Zimmer bleibt sie so lange, manchmal stundenlang, bis der Besuch wieder geht. Sobald er weg ist, taucht sie wieder auf und tut so, als wäre nichts geschehen, singt, plappert drauf los oder neckt den Bruder.

Will Vanessa jemandem außerhalb des Elternhauses etwas sagen – einem Kind auf dem Spielplatz oder der Verkäuferin beim Bäcker – flüstert sie es der Mutter ins Ohr. Diese fungiert dann als Sprachrohr für sie.

Im Kindergarten, so berichten die Erzieherinnen, sagt Vanessa nichts. Sie gibt auch keinerlei Geräusche von sich, hustet und lacht geräuschlos. Fällt sie hin oder stößt sie sich, weint sie leise. Sie ist ein sehr selbstständiges Kind, geht allein zur Toilette, beobachtet das Gruppengeschehen sehr aufmerksam und meldet sich meistens als eine der ersten zu Spiel-, Mal- und Lernaktionen. Manchmal drängelt sie sich sogar wortlos auf, als fürchte sie, zu kurz zu kommen. Wird sie von Erwachsenen angesprochen, gehen die Schultern hoch, der Gesichtsausdruck erstarrt, sie presst die Lippen zusammen und antwortet nicht.

Die Erzieherinnen halten Vanessa für eigensinnig. Manchmal sind sie enttäuscht, weil sie partout nicht spricht, und fühlen sich hilflos im Umgang mit ihr. Ab und an werden sie deswegen sogar wütend auf sie. Ein gleichaltriger Junge, mit dem Vanessa auch nicht redet, springt ihr öfter bei und spricht für sie. Andere Kinder fordern sie immer wieder zum Spielen auf. Sie macht gerne mit, schweigt aber beharrlich. Von den Kindern in der Gruppe wird sie so akzeptiert, wie sie ist. Vanessa wirkt aufgeweckt und könnte nach Einschätzung der Erzieherinnen im nächsten Jahr eingeschult werden – würde sie nur nicht so hartnäckig schweigen.

Fazit

Melanies Beispiel zeigt, dass sich beim Angstgefühl drei Ebenen unterscheiden lassen,

1. die *gedankliche Ebene* („Ich verspreche mich bestimmt. Die lachen mich aus."),
2. die *körperliche Ebene* mit *physiologischen Reaktionen* wie Bauch- und Kopfschmerzen, Herzklopfen, Schwindel, Beklemmungen, Schwitzen sowie muskuläre oder *motorische Reaktionen* wie Anspannung der Kehlkopf- oder Skelettmuskulatur, Zittern, Beben und
3. die *Verhaltens-Ebene,* auf der es zu *Flucht und Vermeiden* oder zu *Kampf und aggressiver Abwehr* oder zu *Erstarren und motorischer (Sprech-)Blockade* kommt.

Sowohl in einer Therapie als auch in Selbsthilfe kann auf allen drei Ebenen der Sprechangst angesetzt werden, um die Sprechangst zu bewältigen.

Egal auf welcher Ebene therapeutisch gearbeitet wird, eine Veränderung auf der einen Ebene wirkt sich auch auf die anderen Angstebenen aus, da sie in Wechselwirkung miteinander stehen. Tauscht das mutistische Kind z.B. auf der kognitiven Ebene seine übertrieben negativen Gedanken gegen neu formulierte realistische Gedanken ein, kommen weniger Angstgefühle und körperliche Symptome der Angst auf. Macht das Kind Sport, Muskel- oder Atemübungen, werden seine Muskeln gelockert (motorische Ebene), die Angstgedanken bleiben aus und es fühlt sich wesentlich ruhiger.

Für jede dieser Angstebenen lassen sich wirkungsvolle Vorgehensweisen in Selbsthilfe umsetzen – wie in den folgenden Kapiteln beschrieben:

- In Kapitel 3.2.2 werden negative Gedanken – von Kindern ab 7 bis 8 Jahren – unter die Lupe genommen und in ermutigende Kognitionen umgewandelt.

- In Kapitel 3.2.3 werden Entspannungsverfahren (vgl. „Fortschreitende Muskelentspannung nach Jacobson“ im Anhang, S. 124) – auch für den Kehlkopfbereich (vgl. „Übungen zur Entspannung der Gaumen- und Rachenmuskulatur“ im Anhang, S. 122) – vorgestellt, die das Sprechen in prekären Situationen erleichtern.
- In Kapitel 3.2.4 wird zur Konfrontation mit der Angst und mit dem Sprechen angeleitet – angestrebt wird die Gewöhnung an die Angst sowie müheloses Unterhalten mit jedermann. Konfrontation ist sicherlich der wichtigste Schritt bei der Überwindung der Sprechangst.

3.2.2 Bearbeitung von ängstlichen und anderen negativen Gedanken

Negative Kognitionen (Gedanken, Vorstellungen und Erwartungen) sind einseitig, pessimistisch und wirklichkeitsfremd. Sie werden von entsprechend unangenehmen Gefühlen begleitet. Die negativen Kognitionen selektiv mutistischer Personen lösen großes Unbehagen, Unruhe und Erwartungsangst aus und sabotieren ihre Sprechversuche.

Dem mutistischen Kind wird wohlwollend und eindringlich erklärt, dass ihm *nichts Schlimmes – Rufmord oder Ächtung* – zustoßen kann. Außerdem wird ihm aufgezeigt, wie es kognitiv auf seine Sprechangst Einfluss nehmen kann:

1. *Aufklärung* (Psychoedukation) in kindgerechter Weise über das ängstlich bedingte Schweigen, wie es entstanden ist (vgl. Kap. 2) und wie es behandelt werden kann (vgl. Kap. 3.1), führt beim Kind zu einer Neueinschätzung seines unfreiwilligen Schweigens und zu mehr Zuversicht, dass ihm Besserung und Linderung gelingen könnten.
2. *So wie wir denken, fühlen wir auch, und beides beeinflusst unser Handeln.* Negative Gedanken und Vorstellungen können wir verändern und gegen alternative, realistische Kognitionen eintauschen. Damit werden Angstgefühle bereits schwächer. *Wohlwollend ermutigende Gedanken vermindern Angstgefühle* und erleichtern das Sprechen.
3. Bei der *Konfrontation mit der Angst* und mit *Sprechversuchen* (vgl. Kap. 3.2.4) erlebt ein mutistisches Kind wieder und wieder, dass ihm nichts Einschneidendes passiert – nicht einmal dann, wenn es fehlerhaft spricht. Diese Erfahrung hat eine spürbar entlastende Wirkung. Sich der Angst zu stellen und dabei zu sprechen, *verändert* somit auch

die *negative Bewertung* des Kindes (kognitive Umstrukturierung). Es schätzt gefürchtete Situationen nun wirklichkeitsnäher und damit vernünftiger ein, wird furchtloser und kann immer leichter sprechen.

Mutistische Personen sind häufig sozial unsicher und haben ein negativ gefärbtes Selbstbild. Sie gehen auch von negativen Fremdbildern aus und glauben, andere würden sie wenig schätzen, weil sie so gehemmt sind und nicht fehlerfrei reden können. Das zeigt ihr schwarz-weißes, verallgemeinerndes Denken. Solche kognitiven Fehleinschätzungen steigern die Erwartungsangst vor Situationen, in denen sie sprechen sollen. Die innere Anspannung nimmt rasant zu, besonders im Kehlkopfbereich, und sie können nicht reden.

Beispiel: Markus (Forts.)

Der 14-jährige Markus (vgl. am Beginn von Kapitel 1, S. 16) quälte sich mit folgenden negativen Gedanken und Übertreibungen:
- „Ich werde verlegen vor anderen und die lachen mich dann aus."
- „Ich kann schlecht Kontakt aufnehmen und werde deshalb keine Freunde haben."
- „Wenn ich versuche, mit anderen zu reden, finden die mich langweilig."
- „Ich bin unfähig."
- „Keiner mag mich."

Bei ängstlicher Erregung und Verhaltenshemmung kommen automatisch negative Kognitionen auf. Das mutistische Kind sollte die Angstgedanken nicht einfach stehen und auf sich wirken lassen, sondern sie frontal angehen. Übertrieben schwarze Gedanken muss es hinterfragen, verändern und der Wirklichkeit anpassen.

Katastrophen-Gedanken wie „Die Leute halten mich für dumm, weil ich nicht spreche" kann das Kind in wirklichkeitsnahe Gedanken *umformulieren* wie „Wahrscheinlich halten sie mich für zurückhaltend und meinen, ich spreche deshalb nicht." Negative Gedanken kann es ins Gegenteil verkehren, z.B. könnte der Gedanke „Keiner mag mich" umgekehrt formuliert werden in „Viele mögen mich". Als *Belege* kann das Kind auch reale Erfahrungen heranziehen: „Neulich hat mich wieder jemand zu seiner Geburtstagsfeier eingeladen", „Ein Klassenkamerad hat mich vor einigen Tagen gefragt, ob ich neben ihm sitzen will."

Werden beängstigende und beunruhigende Gedanken über einen längeren Zeitraum hinweg systematisch verändert und der Wirklichkeit angepasst, also kognitiv umstrukturiert, geht dem mutistischen Kind das bald unter die Haut. Allmählich entsteht die neue Gewohnheit, Gedanken und Bewertungen wohlwollender und realitätsnäher zu formulieren. Ausgewogene Gedanken sind unvereinbar mit negativen Gefühlen und lassen Unbehagen und Angst gar nicht erst aufkommen. Leitfragen für eine solche kognitive Umstrukturierung könnten folgendermaßen formuliert werden (vgl. Kasten).

Leitfragen für die Veränderung von negativen Gedanken und Vorstellungen

- Was genau könnte Schreckliches in einer gefürchteten Situation passieren?
  („Weil ich auf eine Frage, z. B. wie ich heiße, nicht antworten kann, halten die anderen mich für dumm.“ „Jemand könnte mich in der Klasse auslachen, wenn ich etwas sage.“)
- Wie wahrscheinlich ist es, dass diese fürchterliche Vorstellung in Erfüllung geht?
- Welche Anhaltspunkte habe ich dafür?
- Wie oft habe ich das wirklich schon erlebt?
  (Die meisten müssen sich eingestehen, dass sie das noch nie erlebt haben, einige geben an, es einmal erfahren zu haben, und nur ganz wenige haben es mehrfach erlebt.)
- Was erleben andere in einer ähnlichen Situation?

Das mutistische Kind übt zunächst, *negative Gedanken* und *Interpretationen wahrzunehmen*. Sobald es übertrieben negative Kognitionen erkennt, überprüft es ihren *Realitätsgehalt*. Dann bildet es stimmigere *Gegengedanken* und tauscht sie dagegen ein. Auf diese Weise lernt es, seine Angst zu kontrollieren, und das vergrößert auch sein Zutrauen in die eigene Handlungsfähigkeit (Selbstwirksamkeit).

Beispiel:

Ein mutistisches Kind wird zu einem Kindergeburtstag eingeladen. Automatisch kommen negative Gedanken auf („Ich bin dort ganz alleine.“ „Ich kann mit niemandem reden.“). Diese verwandelt es in konstruktive, ermutigende Gegengedanken (z.B. „Bestimmt wird für Unterhaltung gesorgt.“ „Ich suche mir ein Kind aus, mit dem ich reden kann.“ „Egal ob ich dabei spreche oder nicht, ich mache bei allem mit.“).

Beispiel:

Ein Kind mit Mutismus denkt: „Ich schaffe es nie, mich mit Klassenkameraden zu unterhalten.“ Ein möglicher Gegengedanke wäre: „In kleinen Schritten und mit viel Üben schaffe ich das!“

Beispiel: Melanie (Forts.)

Für ihre schlimmsten Gedanken in kritischen Situationen fand Melanie folgende Gegengedanken, die ihr halfen, sich zu beruhigen:

- Ein Horrorgedanke war: „Wenn ich etwas Falsches sage, halten die mich für dumm und lachen mich aus.“
  Ihre Gegengedanken: „Jeder sagt mal etwas Verkehrtes.“ „Wenn ich etwas mal nicht weiß, bedeutet das noch lange nicht, dass ich dumm bin.“
- Ein anderer negative Gedanke war: „Ich rede mit zittriger Stimme. Die merken meine Unsicherheit und denken: ‚Boah, hat die Angst!‘“
  Ihr Gegengedanke: „Eine brüchige Stimme kann auch von Heiserkeit herrühren. Ich spreche einfach weiter, auch wenn meine Stimme wackelt, bis ich das gesagt habe, was ich sagen will.“

Um eigene negative Gedanken und Vorstellungen aufzudecken, kann es auch hilfreich sein, sich bestimmte problematische Situationen ins Gedächtnis zu rufen und diese genauer zu betrachten. Hierzu kann das „Protokoll zur Bearbeitung von ängstlichen und anderen negativen Gedanken“ auf Seite 121 im Anhang genutzt werden. In Abbildung 2 wird am Beispiel der 12-jährigen Doro, die am Beginn von Kapitel 1 (vgl. S. 15) bereits kurz vorstellt wurde, das Aufspüren und Verändern von negativen Kognitionen in Situationen, in denen das Sprechen ihr nicht möglich war, veranschaulicht. Zunächst wird die Situation kurz beschrieben. In der zweiten Spalte wird notiert, welche Gefühle in der Situation aufkamen und in welcher Stimmung die Person war. In Spalte drei soll auf einer Skala von 1 bis 10 die Stärke der Angst in der Situation eingeschätzt werden. Welche Gedanken und Vorstellungen dem Kind, Jugendlichen oder auch Erwachsenen in der Situation durch den Kopf gingen, wird in

Protokoll zur Bearbeitung von ängstlichen und anderen negativen Gedanken							
Ereignis/ Situation (Beschreibung: Wer war anwesend? Wann? Wo? Wie?)	**Gefühle** (Welche Gefühle kamen auf? In welcher Stimmung warst du?)	**Angststärke** (Schätze deine Angst auf einer Skala von 1 bis 10 ein)	**Negative Gedanken** (Was ging dir bei dem Ereignis durch den Kopf? Gedanken, Vorstellungen, Erinnerungen? Was war der schlimmste Gedanke?)	**Belege für diese Gedanken** (Welche Beweise sprechen dafür?)	**Belege, die dagegensprechen** (Wie sehen die Tatsachen aus? Schlussfolgerungen?)	**Neuer realistischer Gedanke** (Wie könnte ein beruhigender Gedanke lauten?)	**Angststärke** (Schätze deine Angst auf einer Skala von 1 bis 10 ein, wenn du an den realistischen Gedanken denkst)
Mittagessen mit der ganzen Familie im Hause eines Kollegen meiner Mutter.	Ich habe mich sehr geschämt, weil ich nicht grüßen konnte und auf eine Frage des Sohnes der Familie hin auch nicht meinen Namen sagen konnte. Ich war aufgeregt, verzweifelt und traurig.	9	Alle Anwesenden halten mich für dumm, lachen über mich. Die Blamage überwinde ich nicht, ich komme nie wieder hierher.	Der 14-jährige Sohn hat gegrinst. Keiner sprach mich mehr an.	Niemand hat mich angestarrt oder ausgelacht. Ich konnte häufig nicht sprechen, aber keiner hat gelacht. Selbst wenn ich einmal ausgelacht werden sollte, könnte ich irgendwie damit leben.	Vielleicht hat mich der Sohn angelächelt, weil er mich nett fand. Andere halten mich ja auch für sympathisch und mögen mich. Immerhin bin ich mitgegangen und habe zugehört.	4

Abbildung 2: Ausgefülltes Protokoll am Beispiel von Doro

Spalte 4 notiert. Spalte 5 enthält Belege für diese Gedanken: Welche Beweise sprechen dafür? In Spalte 6 werden Belege notiert, die gegen diese Gedanken sprechen: Wie sehen die Tatsachen aus? In Spalte 7 kann dann ein neuer, realistischer Gedanke notiert werden und in Spalte 8 wird eingeschätzt, welche Angststärke dieser neue Gedanke auslöst.

Weitere *kognitive Hilfen* zur Bewältigung von Angst können so aussehen, dass das Kind im *inneren Gespräch*

- seine Courage mit *Mut-Sätzen* stärkt (vgl. Kasten). Mit positiv formulierten, kurzen Sätzen beeinflusst sich das Kind selbst (autosuggestive Wirkung), um leichter in die Konfrontation mit der Sprechangst zu gehen.
- *sich selbst Anweisungen gibt,* wie es Schritt für Schritt vorgehen kann (Selbstinstruktionen). Nimmt sich das Kind z. B. vor, im Unterricht aufzuzeigen, kommen spontan negative Gedanken auf wie „Wenn ich etwas sage, machen die sich lustig über mich“. Das Kind nimmt wahr, wie es negativ denkt – „Das ist ja wieder so ein Mut-Killer-Gedanke“ – und sucht nach positiven Gedanken: Ihm kommen dann vielleicht Gedanken wie „Auf Fragen der Lehrerin weiß ich fast immer eine Antwort“, „Bislang hat mich keiner ausgelacht“. Das Kind tröstet sich damit und instruiert sich, gute Vorsätze zu entwickeln: „Ich melde mich von jetzt an immer sofort, wenn ich etwas genau weiß.“ „Wenn ich drankomme, spreche ich laut und deutlich.“ Und es macht sich Mut mit: „Das schaffe ich.“
- *sich selbst lobt,* nachdem es mutig eine Angstsituation aufgesucht und ein, zwei Worte gesprochen hat: „Super gemacht!“ In der Vorstellung klopft es sich auf die Schulter. Diese positive (Selbst-)Verstärkung erhöht die Wahrscheinlichkeit, dass es ihm künftig erneut gelingt, wirkungsvoll zu handeln.

Im Kasten findet sich eine Auflistung von Mut-Sätzen. Sie sind kurz und positiv formuliert, um autosuggestiv zu wirken. Das mutistische Kind sagt sie sich bei Erwartungsangst, direkt vor und in unbehaglichen Situationen:

Mut-Sätze

- Angst geht immer von alleine weg.
- Ich will sprechen.
- Der Angst zeige ich es.
- Ich kann reden. Es wird schon gut.
- Ich schaue die Person an und lächle.
- Ich grüße, sage „hallo“ und „tschüss“ (bilde „hallo“ und „tschüss“ mit meinen Lippen; winke und nicke freundlich).
- Ich antworte „ja“ und „nein“ (nicke und schüttle den Kopf).
- Ich spreche laut und deutlich.
- Keiner wird lachen.
- Jeder verspricht sich mal.
- Mich mögen viele in der Klasse. Auch wenn ich schweige.

Fazit

Jeder kann lernen, Gefühle und Verhalten mit Gedankenänderung und Mut-Sätzen zu beeinflussen. An negativen Gedanken und Bewertungen lässt sich handwerklich gut schrauben und drehen, um sie positiver und wohlwollender zu formulieren. Bei der kognitiven Umstrukturierung können Angehörige und Freunde das mutistische Kind unterstützen und Ideen für neue, ausgewogene Formulierungen einbringen, um ihm auf die Sprünge zu helfen.

Übt das Kind ganz durchgängig, übertrieben negative Kognitionen, die spontan aufkommen, gegen realistische Gedanken einzutauschen, wird es seine Sprechangst künftig mit Gedankenkontrolle abmildern können.

3.2.3 Entspannung von Körper und Kehlkopf

Entspannungsübungen lockern die gesamte Körpermuskulatur, auch den Kehlkopf und die Stimmbänder (vgl. „Übungen zur Entspannung der Gaumen- und Rachenmuskulatur“ im Anhang, S. 122). Sänger und Redner setzen sie regelmäßig ein (Pezenburg, 2014). Solche Übungen helfen auch mutistischen Personen, deren Kehle bei Unruhe und ängstlicher Erregung wie zugeschnürt ist. Die Muskelfasern der tonbildenden Stimmbänder sind dann stärker angespannt und schwingen nicht mehr frei. Im Extremfall bleibt die Stimme aus. Werden die Verspannungen der Körpermuskulatur mit Sport, progressiver Muskelentspannung (vgl. „Fortschreitende Muskelentspannung nach Jacobson" im Anhang, S. 124), Bauchatmung und kognitiv-meditativen Übungen abgeschwächt, schwingen die Stimmbänder wieder locker und bringen höhere Töne hervor. Bei Freude und guter Laune klingt die Tonlage höher und die Stimme ist klar und deutlich zu vernehmen.

Körper- und Kehlkopfmuskeln lassen sich mit einer ganzen Reihe von körperlichen und kognitiven Übungen lockern und entspannen. Fünf Entspannungsmöglichkeiten werden hier vorgestellt (Schmidt-Traub, 2017): (1) Sportliche Bewegung, (2) Muskelentspannungs-, (3) Atem- und (4) Fantasieübungen sowie (5) Aufmerksamkeitslenkung. Nicht jeder spricht auf jedes Entspannungsverfahren gleich gut an. Deshalb sollten mutistische Personen erst einmal alle Verfahren ausprobieren, um herauszufinden, mit welchem sie sich spürbar entspannen können. Möglicherweise kann der eine oder andere sogar mit allen Entspannungsverfahren wirkungsvoll arbeiten.

1. *Sport:* Mit sportlicher Bewegung lassen sich (bei Stress) die Muskeln lockern und Verspannungen abbauen. Jede sportliche Bewegung, die eine halbe Stunde und länger durchgeführt wird, hat eine entspannende Wirkung, sei es Joggen, Radfahren, Trampolinspringen, Krafttraining oder zügiges Gehen. Regelmäßiger Sport stärkt zudem die körperliche Kondition. Auch Mannschaftssport (Fußball, Volley-, Hand- oder Basketball, Kampfsport, Rasenhockey, Schwimmen usw.) ertüchtigt den Körper, kräftigt Herz-Kreislauf und hält fit. In der Erholungsphase nach sportlicher Bewegung sind Körper und Psyche in einer Ruhelage, die in-

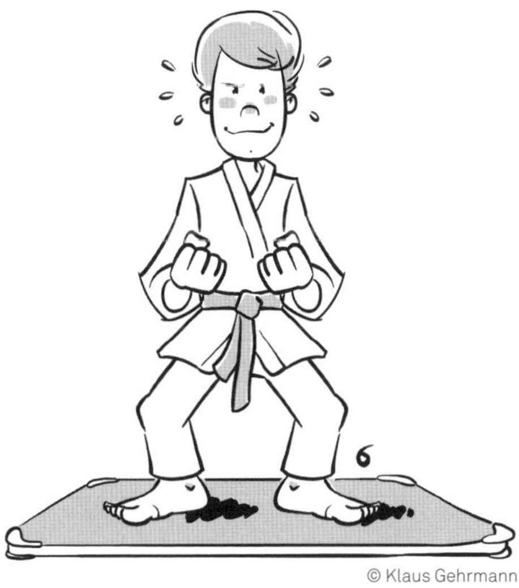

© Klaus Gehrmann

dividuell unterschiedlich lange, zwischen zwei bis vier Stunden, anhält.
Geregelte sportliche Betätigung kräftigt Leib und Seele. Ein trainierter Körper baut eine Sympathikus- oder Stressreaktion (vgl. Kap. 1.3) deutlich schneller ab als ein untrainierter. Bei *guter* körperlicher *Kondition* ist das Immunsystem gestärkt, die Stressresistenz erhöht und die Angstbereitschaft in der Folge geringer. Deshalb ist es für angespannte und ängstliche Personen sehr heilsam, mindestens zweimal die Woche Sport zu treiben (jeweils 30 bis 45 Minuten).
Sport ist zudem ein vortreffliches *Entspannungsverfahren* für den punktuellen Einsatz bei Stress und ängstlicher Erregung. Direkt vor einem angstbesetzten Ereignis (Vortrag, Referat, mündliche Prüfung) kann sich das mutistische Kind mit Sport lockern und so gegen Sprechangst vorbeugen. Es geht dann ruhiger in die gefürchtete soziale Situation hinein.

2. *Muskelentspannungsübungen:* Der Zusammenhang zwischen Stresserleben, emotionaler Erregung und muskulärer Anspannung (erhöhter Muskeltonus) wurde bereits erwähnt. Wird die Körpermuskulatur tiefergehend entspannt, beruhigt sich auch die innerpsychische Verfassung. *Der Körper kann nicht gleichzeitig ängstlich erregt und entspannt sein.* Beide gefühlsmäßigen Zustände sind unvereinbar miteinander. Mit Muskelentspannungsübungen wie der *Progressiven (oder fortschreitenden) Muskelentspannung* lassen sich Körper- und Kehlkopfmuskeln in eine Ruhelage bringen. Im entspannten Zustand kommen weder Sorgen, Grübeleien, noch unangenehme Gefühle auf. Kinder und Jugendliche reden gerne von Chillen, wenn sie Entspannen meinen. Dieses Chillen ist ein Relaxans, das der Sprechangst entgegenwirkt.
   Beim kräftigen Anspannen und wieder Lockern einzelner Muskelpartien (Faust ballen, Bauch einziehen) wird der Unterschied zwischen An- und Entspannung bewusst wahrgenommen. Nacheinander werden Körpermuskeln von Kopf bis Fuß fest angespannt und wieder gelöst. Jede Muskelpartie wird zwischen fünf und sieben Sekunden angespannt gehalten und dann etwa gleich lang wieder entspannt, wobei die Person auf das angenehme Empfinden der Entspannung achtet. Im Laufe der Übungen kommen Müdigkeit und innere Ruhe auf (vgl. „Fortschreitende Muskelentspannung nach Jacobson" im Anhang, S. 124).
   Wird die Muskelentspannung täglich über einen längeren Zeitraum geübt, verkürzt sich die Zeit, die benötigt wird, um sich zu entspannen. Anfangs dauert es oft eine gute halbe Stunde, bis die entspannende Wirkung einsetzt, nach längerem Üben aber nur einige Minu-

ten und später nur noch wenige Sekunden. Wer das Üben über Monate geduldig durchhält, kann in unangenehmen Situationen mit einem Ruhe-Wort (oder Mantra wie Ru-he, Ja-na, sa-nft, Stim-me, Li-cht) seine Körpermuskulatur binnen Sekunden lockern.
Muskuläre Verspannungen treten bei manchen nur an bestimmten Körperstellen auf. Der eine hat bei Erregung Verkrampfungen im Schulter- oder Nacken-Bereich, der andere in den Beinen oder vielleicht nur in einem Fuß. Selektiv mutistische Personen haben häufiger Muskelverspannungen im Kehlkopfbereich (vgl. „Neuronale und physiologische Grundlagen des Sprechens und des stressbedingten Schweigens“ im Anhang, S. 110). Zur Lockerung dieser speziellen Muskelgruppen helfen „Übungen zur Entspannung der Gaumen- und Rachenmuskulatur“ (vgl. Anhang, S. 122).

3. *Bauchatmung:* Innerlich angespannte, vor allem ängstlich erregte Personen neigen dazu, rascher und flacher in die Brust zu atmen. Manche hecheln geradezu. Flaches Atmen ist eine verkürzte Form der Atmung, bei der vermehrt Kohlendioxyd ausgeatmet wird *(Hyperventilieren)*. Das hat unangenehme Folgen: Schon nach ein bis zwei Minuten entsteht ein Ungleichgewicht zwischen Kohlendioxyd und Sauerstoff und es kommt zur Übersäuerung des Blutes. Damit gehen unangenehme körperliche Symptome einher wie Herzklopfen, Schwindel, Übelkeit, Hitzegefühl oder Muskelverspannungen am Kopf oder woanders am Körper. Einige dieser Beschwerden ähneln den körperlichen Symptomen bei ängstlicher Erregung und können Angst auslösen oder verschlimmern.
Eine bewusst eingesetzte, lockere Bauchatmung, bei der das Zwerchfell, der wichtigste Atemmuskel, mitschwingt, verhindert oder schwächt dieses Ungleichgewicht, entspannt und fördert ein Gefühl von Wohlbehagen.
Die entspannende Wirkung lässt sich vertiefen, indem länger aus- als eingeatmet wird. Beim Ausatmen lockert sich die gesamte Körpermuskulatur ein wenig, beim Einatmen wird sie leicht angespannt. Um das Ausatmen zu verlängern, zählt das Kind länger (1, 2, 3, 4, 5, 6) als beim Einatmen (1, 2, 3). Es kann auch ein bestimmtes Wort (z. B. „Ruuuhe“) beim Ausatmen genussvoll gedehnt sagen oder einen lang gezogenen Vokal wie Aaaah, Ooooh oder Uuuuh. Ein jüngeres Kind freut sich, wenn ihm ein Schmusetier vorführt, wie es bei der Bauchatmung auf seinem Bauch hoch und runter schaukelt.
4. *Fantasieübungen:* Muskelentspannungs- und Atemübungen können mit der Vorstellung von heiteren und schönen Ruhebildern kombiniert

werden (das ist eine kognitive Methode). Sie intensivieren die entspannende Wirkung, wodurch der Sprechangst vorgebeugt wird. Der Entspannungskandidat sucht nach einer oder mehreren Situationen, in denen er sich besonders wohl fühlt. Dann stellt er sich eine schöne Situation lebhaft vor und versetzt sich in sie hinein – möglichst unter Einsatz vieler Sinneseindrücke (Sehen, Hören, Riechen, Tasten). Beispielsweise sieht er sich an einem sonnig warmen Tag am Meer, wo er die Möwen und Segelboote beobachtet, den Wind im Haar und die Sandkörner auf der Haut spürt, das Kreischen der Möwen hört und den salzigen Tang riecht. In dieser imaginierten Strandszene fühlt er sich ausgesprochen wohl. Ein Kind könnte in der Vorstellung auch durch einen Zauberwald gehen, fantastische Blumen und Bäume entdecken, den süßen Duft von Blüten und Früchten riechen und das Geschwätz der Papageien zuhören. Diese Eindrücke sind faszinierend und begeistern das Kind.

5. *Achtsamkeit und Aufmerksamkeitslenkung:* Meditieren ist eine weitere wirkungsvolle kognitive Entspannungsmethode. Die Aufmerksamkeit wird bewusst von den Angstgedanken abgezogen und auf etwas anderes gerichtet, auf eine Wahrnehmung oder auf eine schöne Erinnerung. Schaut das Kind *aufmerksam* um sich und *beachtet* alles, was es hier und jetzt in diesem Augenblick erlebt, bleibt sein Kopf frei von belastenden Gedanken und Befürchtungen (Semple et al., 2011).
   Während einer Achtsamkeitsmeditation *beschreibt* die Person präzise, *ohne zu bewerten,* was sie gerade sieht, hört oder spürt; z. B. sieht sie eine Katze auf dem Balkon des Nachbarn, hört in der Ferne ein Flugzeug oder spürt einen Regentropfen auf der Haut. Ihre Aufmerksamkeit kann sie auf alles Mögliche richten – auf das, was jemand gerade sagt, auf einen Blick aus dem Fenster oder auf imaginative Handlungen: Wenn sie beispielsweise einen Spaziergang durch den sommerlichen Wald macht, hört sie das Laub rascheln und einen Specht klopfen, betrachtet verschiedene Rinden- und Blattformen, streichelt das Moos, riecht den feuchten Waldboden und Pilze, lässt sich Heidelbeeren auf der Zunge zergehen usw. Bei sich zu Hause konzentriert sie sich darauf, wie sie in einen Apfel beißt oder barfuß durch die Wohnung läuft – über kühle Fliesen, das Parkett und den Teppich. Diese unterschiedlichen Sinneseindrücke registriert sie ganz bewusst, ohne sie zu bewerten oder verändern zu wollen.
   Achtsamkeitsübungen lassen sich gut mit körperlichen Abläufen verbinden, z. B. kann die Atmung besonders beachtet werden, die wie von alleine, reflexartig abläuft. Meditations-Anfängern fällt es meistens

leichter, sich auf körperliche Vorgänge wie den Atemrhythmus zu konzentrieren. Sollten Angstgedanken oder andere unangenehme Kognitionen aufkommen, werden sie sanft beiseitegeschoben. Oder die Person lässt sie wie Wolken vorbeiziehen. Mit einiger Übung gelingt Achtsamkeit zunehmend besser und führt zu innerer Ruhe.

Fazit

Mit Entspannungsmethoden werden Leib und Seele auf Ruhe gepolt, wohlige Müdigkeit, Wärme- und Schweregefühle kommen auf und die Atmung geht langsamer. Im entspannten Zustand kommt weniger Sprechangst auf.

3.2.4 Konfrontation mit Angst und Sprechversuchen in Selbsthilfe und Therapie

Die Konfrontation mit unangenehmen Situationen und mit Sprechversuchen ist für mutistische Kinder besonders wichtig. Sie lernen dadurch, angstfrei zu sprechen. Hierfür muss sich das Kind überwinden und Angst zulassen. Dabei macht es die Erfahrung, dass nichts Peinliches oder Schlimmes passiert (keine Häme von anderen, kein Gesichtsverlust). Sucht es immer wieder gefürchtete Situationen auf und bemüht sich, zu kommunizieren, nimmt die Angst ab. Allmählich gewöhnt sich das Kind an das Angstgefühl, das schwächer wird. Sobald das Kind Unbehagen und Angst besser aushalten kann, fällt ihm das Sprechen leichter.

Ist das Kind *bereit*, sein *ängstliches Verhalten zu ändern*, nimmt es seinen ganzen Mut zusammen und sucht eine Person auf, mit der es bislang nicht sprechen konnte. Es *stellt sich der Angst vor dem Sprechen* und bemüht sich, etwas zu sagen, zumindest nonverbal zu kommunizieren oder wenigstens Blickkontakt herzustellen. Zunächst steigt die Angst an, geht aber nach einigen Minuten wieder von alleine zurück (vgl. Abbildung 3). Das Kind wiederholt die Übung und setzt sich einer beängstigenden Situation so oft aus, bis immer weniger ängstliche Erregung aufkommt und es sprechen kann. Übt es kontinuierlich, tritt mit der Zeit die Angst seltener und bald in nicht mehr nennenswertem Ausmaß auf, denn das Kind hat sich an sie gewöhnt.

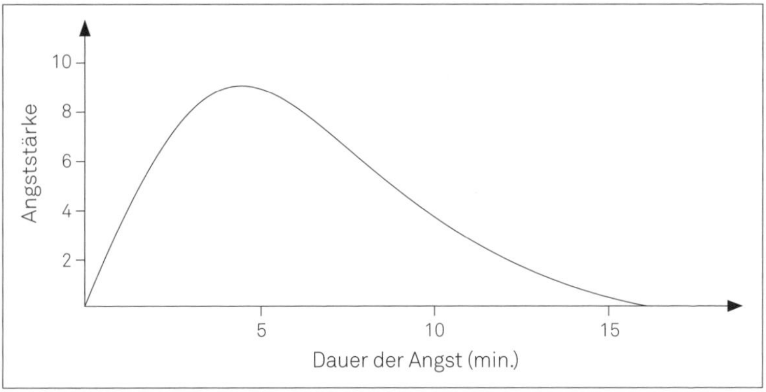

Anmerkung: Die (Sprech-)Angst steigt unterschiedlich schnell an, sodass die Kurve bei einem Kind (auf einer Skala von 1 bis 10) ganz steil ansteigt, bei einem anderen langsamer. Entsprechend geht die Angst auch unterschiedlich zurück, beim einen Kind schneller, beim anderen langsamer. Selten hält die Angst eine halbe Stunde oder länger an, meistens legt sie sich nach 10 bis 15 Minuten.

Abbildung 3: Angstkurve

Auf diese Weise lernen Kinder, nichts mehr zu vermeiden. Sie kommen innerhalb weniger Wochen und Monate gut voran, bauen ihr ganzes Vermeidungsverhalten ab und erleben sich als selbstwirksam. Der *Gewöhnungsprozess,* also die tiefgehende Veränderung von Gefühlen und das Entstehen von Vertrauen in das Ausbleiben der Angst dauert aber sehr viel länger, es ist mit etwa eineinhalb bis zwei Jahren zu rechnen. Das Erleben des Gefühls, dass das Ausbleiben der Angst etwas Selbstverständliches ist, erfordert viel Zeit.

Sich der Angst zu stellen wird *Konfrontation* (oder Exposition) genannt. Hierbei werden zwei Vorgehensweisen unterschieden:

1. Das Kind konfrontiert sich mit einer *echten* Angstsituation (Konfrontation in vivo), der es sich in kleinen Schritten (graduiertes Vorgehen) nähert oder voll und ganz stellt (massiertes Vorgehen).
2. Das Kind *stellt* sich eine Angstsituation *vor,* nähert sich also der Situation auf der Vorstellungsebene bzw. der kognitiven Ebene an (Konfrontation in sensu. Auch dies kann in graduierter oder massierter Weise erfolgen.

Zahlreiche Studien zeigen, dass Konfrontationsübungen sehr wirkungsvoll sind, für das Kind sind sie jedoch auch – vor allem zu Beginn der

Selbsthilfe – sehr anstrengend, weil es sich überwinden muss, die Angst zuzulassen. Am besten wird daher *kleinschrittig* (graduiert) begonnen.

Um dem Kind das Sprechen in der Angstsituation zu erleichtern, werden vorher geeignete Worte überlegt und eventuell im (videogeleiteten) Rollenspiel eingeübt. Solche *Kommunikationshilfen* erleichtern es dem Kind, bei ängstlicher Erregung Worte zu finden und hervorzubringen.

In der Angstsituation wird das Kind zu seiner Überraschung feststellen, dass die Angst lange nicht so schlimm ist, wie es befürchtet hat. Weil es bislang aufgrund von Erwartungsangst sofort vor der Angstsituation ausgewichen ist, konnte es keine korrigierenden Erfahrungen machen, sodass die Angstbereitschaft bestehen blieb. Ängstliche Personen berichten immer wieder, dass die *Erwartungsangst* vor der Konfrontation *stärker* war *als die Angst in der realen Situation.* Diese Erfahrung ermutigte sie, sich weiterhin der Angst zu stellen. (Sie müssen allerdings damit rechnen, dass gelegentlich nochmals starke Angst auftritt; sie fügt ihnen aber keinen Schaden zu.)

Je mehr sich mutistische Kinder an die Angst gewöhnen, desto müheloser bringen sie Worte hervor. Bald können sie in gefürchteten Situationen mehr reden und sich schließlich normal unterhalten.

Wie kann in Selbsthilfe vorgegangen werden?

Sprechangst-Hierarchie erstellen. Zunächst wird die Unruhe und das Angsterleben des mutistischen Kindes in verschiedenen Situationen und bei unterschiedlichen Personen genau beobachtet (vgl. „Checkliste: In welchen Situationen und bei wem schweige ich?“ im Anhang, S. 114 sowie „Protokoll zur Bearbeitung von ängstlichen und anderen negativen Gedanken“ im Anhang, S. 121). Entsprechend seiner erlebten Angststärke (-intensität) werden die einzelnen Angstsituationen und gefürchteten Personen in eine Rangfolge gebracht. So entsteht eine *Sprechangst-Hierarchie* von Situationen, in denen das Kind kaum, nur mühsam oder überhaupt nicht reden kann. Unten an einem Berg, auf einer Leiter oder Pyramide werden Situationen mit leichter Sprechangst eingeordnet und weiter oben solche mit stärkerer Angst. An der Spitze steht die für das Kind am meisten gefürchtete Angstsituation. Abbildung 4 veranschaulicht das Vorgehen am Beispiel der 8-jährigen Denise (vgl. auch die kurze Vorstellung von

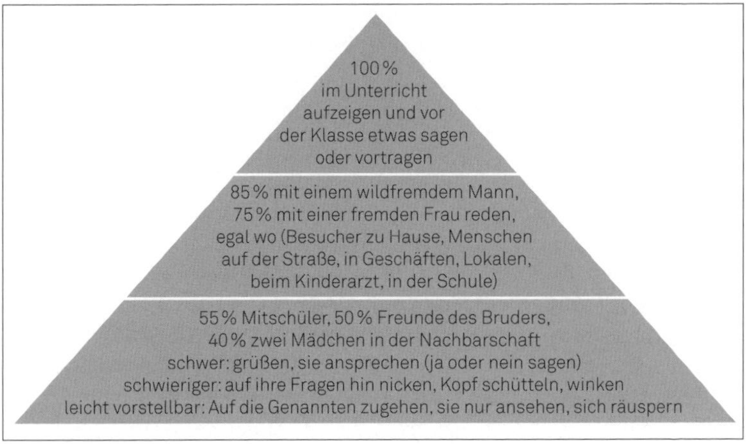

Abbildung 4: Angsthierarchie der 8-jährigen Denise

Denise am Beginn von Kapitel 1, S. 14). Sie wollte die Stärke ihres jeweiligen Angsterlebens in Prozentwerten angeben. Sie hatte dabei eine Messlatte von 1 bis 100 im Kopf. Aus der Angsthierarchie konnte sie konkrete *Ziele ableiten,* die sie in der Selbsthilfe erreichen wollte.

Ziele für erste Konfrontationsübungen ableiten. Einzelne Behandlungsetappen und -ziele lassen sich in gestufter Rangfolge aus der Angsthierarchie ableiten. Die Sprechangst-Hierarchie dient dann als *Leitfaden für die Konfrontation.* Als erstes werden in Konfrontationsübungen leichtere Ziele unten auf der Hierarchie angegangen und dann schwerere weiter oben in der Hierarchie (vgl. Abb. 4).

Willigt das Kind in die Konfrontation ein, sucht es sich eine Person oder Situation auf einer der unteren Ebenen der Angsthierarchie aus, um das Schweigen zu überwinden. Die Konfrontationsübung wird vorher gründlich durchgesprochen und dem Kind nochmals erklärt, warum es bei der Übung Angst erleben muss (sonst kann es sich nicht an die Angst gewöhnen). Wiederholt wird ihm versichert, dass die Angst stets von alleine zurückgeht (Lernkurve, vgl. Abb. 3). Bei der Konfrontation soll das Kind versuchen, wenigstens ein Wort zu sagen, zu flüstern oder zumindest zu nicken, zu deuten oder Worte mit den Lippen zu bilden. Sobald es mit der ausgewählten Person einige Worte wechseln kann, wird zur nächsten Stufe der Sprechangst-Hierarchie übergegangen. Klappt es nicht gleich in der ersten Konfrontationsübung, wird die Übung mehrfach wiederholt.

Bei der praktischen Umsetzung der Konfrontationsübung erleben einige Kinder die Intensität der Angst anders als vermutet: Mit der einen Person kann ein Kind plötzlich leichter reden, als auf der Angsthierarchie vermerkt. Oder umgekehrt, mit einer Person auf einer unteren Eben geht es plötzlich gar nicht so gut. Entsprechend wird die Angsthierarchie immer wieder aktualisiert.

Einige Konfrontationsübungen werden mit dem Handy oder Tablet gefilmt, um dem Kind seine Fortschritte zu demonstrieren und um auch seine Bereitschaft zu stärken, weiterzumachen, wenn es sich einmal ganz wenig zutraut.

Regelmäßiges Üben ist wichtig. Das regelmäßige Üben zur Überwindung der Angst und Stärkung der Selbstwirksamkeit ist entscheidend. Es kommt durchaus vor, dass ein Kind ein Zwischenziel auf der Angsthierarchie nicht erreicht: Kein Grund, zu verzweifeln. Gemeinsam wird untersucht, was ihm besonders schwerfiel. Die Konfrontationsschritte können verkleinert und Zwischenschritte eingeführt werden, um es ihm zu erleichtern. Kommt das Kind auch mit den Zwischenschritten nicht voran, hilft ihm vielleicht folgendes Verhaltensexperiment: Direkt vor der nächsten Konfrontationsübung entspannt es sich gezielt und intensiv mit Sport (vgl. Kap. 3.2.3). Meistens gelingt die Konfrontation direkt danach. An manchen Tagen kommt es zu Rückschritten. Oder das Kind tritt auf der Stelle. Das erleben alle, die Konfrontation machen. Im Schnitt sollte das Kind aber laufend kleinere Fortschritte sehen, sonst verliert es an Zuversicht und befürchtet, zu versagen.

Wenn Kinder ungewöhnlich rigoros schweigen. Der Weg zum Sprechen ist oft länger als gedacht und erfordert Kraft und Energie. Wenn mutistische Kinder besonders große Schwierigkeiten haben, ihr Schweigen aufzugeben, können folgende Vorschläge zum Vorgehen bei den ersten Konfrontationsübungen hilfreich sein:

- Kann das Kind in den ersten Konfrontationsübungen weder ein einziges Wort hervorbringen, noch nicken oder auf etwas zeigen, könnte das (kleinere) Kind vielleicht dafür gewonnen werden, mit dem Ansprechpartner *laute Geräusche* zu machen – Tierstimmen nachahmen, auf Musikinstrumenten spielen, schnalzen, gurgeln oder Ähnliches. Oder das Kind sagt „mhh" oder andere Laute, bildet einzelne Silben oder Worte mit den Lippen oder flüstert.

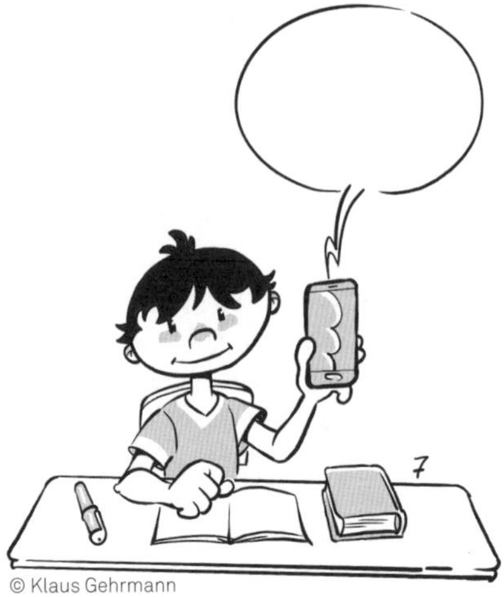

© Klaus Gehrmann

- Ist das Kind trotz aller Bemühungen nicht in der Lage, in der realen Angstsituation etwas zu sagen oder stimmliche Laute zu äußern, könnte es Personen, mit denen es reden möchte, vorbereitete Fragen per Tablet-/Handy-Video oder auf WhatsApp *vorspielen*. Andere Kinder oder Lehrer beantworten seine Fragen dann in Videobotschaften. Das Kind kann auch zu Hause videogeleitet einen Text laut vorlesen und die Videoaufnahme der Lehrerin oder der ganzen Klasse vorspielen. Hört es seine Stimme vor Publikum, erleichtert ihm das die Vorstellung, in der Klasse künftig sprechen zu können.
- Geht auch das noch nicht, schreibt das Kind auf, was es sagen will (sofern es schon schreiben kann). Es sollte aber *nur vorübergehend schreiben* dürfen, weil es sonst Gefahr läuft, nur noch schreiben zu wollen. Manche mutistische Kinder halten dieses Vermeidungsverhalten jahrelang durch und das schränkt sie in ihrer Sprechentwicklung ein.
- Wenn das mutistische Kind *nur flüstert*, wäre es denkbar, das Flüstern mit einem Mikrofon auf Zimmerlautstärke zu stellen. Der Einsatz solcher Techniken ist spannend und bindet die Aufmerksamkeit des Kindes. Genauso gut kann ein Video gedreht werden, auf dem das Kind flüstert. Beim Abspielen wird auch hier die Lautstärke aufgedreht.
- Sanft und doch bestimmt sollte ein besonders angespanntes und versteinertes Kind immer wieder *zum Sprechen angeschoben* werden, um seinem Hang zum Vermeiden entgegenzuwirken. Sobald es mit ein oder zwei Personen spricht, wird es gelockt, auf weitere Menschen zuzugehen, bei denen es bislang schweigt (bestimmte Kinder und Erwachsene). Es soll nun auch das Telefon beantworten und Einkäufe erledigen. Was es sagen könnte, wird vorher besprochen und eventuell im Rollenspiel eingeübt. Mit dem Kind wird auch trainiert, wie es ein Gespräch beginnen könnte (vgl. Kasten).

Womit kann ich ein Gespräch beginnen?

Übe das Gespräch, das dir gerade bevorsteht, zunächst nur in der Vorstellung ein. Sprich die Sätze, die du sagen willst, dabei laut vor dich hin, z. B.:

- Wie alt bist du?
- Hast du Geschwister? Sind sie älter oder jünger als du?
- Was sind deine Lieblingsbeschäftigungen? Lieblingssendungen? Lieblingsspiele?
- Was ist deine Lieblingsmusik?
- Was isst du gerne? Was naschst du am liebsten?
- Was machst du in den Ferien? Wohin verreist du in den Ferien?
- Machst du Sport?
- Was haben wir an Schulaufgaben auf? Hast du viel auf?
- Darf ich mich zu dir setzen?
- Kannst du mir bitte helfen?
- Wo wohnst du?
- Wie viel Uhr ist es?

Übungen sollten individuell auf das betroffene Kind zugeschnitten sein. Die Konfrontation mit der Angst vor dem Sprechen sollte auf das mutistische Kind und sein persönliches Umfeld zugeschnitten werden. Kinder, die aus einer anderen Kultur stammen und die deutsche Sprache noch nicht beherrschen (für sie ist das ein großes Hemmnis), benötigen *Förderunterricht in Deutsch.* Vielleicht lässt sich eine ältere Schülerin engagieren, die mehrfach die Woche mit dem zugereisten Kind spielt und spricht. Kinder, die einen gestörten Sprechfluss haben und stammeln, stottern oder poltern, brauchen zusätzlich eine *logopädische Behandlung.*

Eine vertrauensvolle Beziehung ist wichtig. In Selbsthilfe wollen mutistische Kinder meistens gemeinsam mit ihren Eltern Konfrontation machen (vgl. Kap. 3.3). Die Person, die das Kind wirkungsvoll unterstützen will, muss eine *vertrauensvolle Beziehung* zu ihm haben und Verständnis für seine Ängste und Sprechschwierigkeiten zeigen. Sie sollte auch spüren, wann es überfordert ist und ab wann es freundlich, aber bestimmt angeschoben werden muss. Sozial-ängstliche und mutistische Kinder müssen immer ein Stückchen mehr gefordert werden und dürfen sich nicht zu lange auf den ersten Erfolgen ausruhen. Zudem sollten sie sobald wie möglich Konfrontationsübungen im Alleingang durchführen, bis sie überall unbeschwert sprechen können.

Maßvolle Belohnungen spornen mutistische Kinder an. Belohnungen haben aber meistens für mutistische Kinder einen geringeren Anreiz als für Kinder mit anderen psychischen Störungen. Wollen Sie als Elternteil Ihr Kind unterstützen, dann loben Sie es maßvoll, wenn es sich der Angst gestellt hat (Loben ist ein sozialer Verstärker). Übertreiben Sie nicht damit. Ihr Lob wird dem Kind Ansporn sein. Ein zu starkes oder übertriebenes Lob könnte es einschüchtern und unter Druck setzen, weil es befürchtet, von nun an solche Leistungen immer erbringen zu müssen, und das traut es sich noch nicht zu. Wollen Sie das Kind durch eine Belohnung anspornen, könnten Sie nach dem Erreichen bestimmter Teilziele auf der Sprechangst-Hierarchie mit der ganzen Familie am Wochenende etwas Schönes unternehmen. Oder Sie verstärken das Bemühen des Kindes zeitnah (und damit besonders wirkungsvoll), indem Sie noch am selben Tag 15 bis 20 Minuten lang mit ihm etwas machen, was Ihnen beiden Freude bereitet – schalten Sie das Handy dabei aus.

Erste Konfrontationsübungen im vertrauten Umfeld durchführen. Die ersten Konfrontationsübungen gelingen am ehesten zu Hause im vertrauten Umfeld mit einem guten Bekannten oder einer Freundin der Eltern. Sobald das Kind einige Worte mit dem Besucher wechseln kann, wird zur nächsten Stufe der Angsthierarchie übergegangen. Als Elternteil können Sie beispielsweise mit dem Kind vorab besprechen, worüber Sie gemeinsam mit dem Besucher sprechen werden. Dabei sollte möglichst ein Thema gewählt werden, das Fragen zulässt, die nur Einwortsätze erfordern (vgl. Kap. 3.3).

Ganz wichtig ist, das Kind zu *Sprechversuchen* anzuregen. Es kann jedes zufällige Treffen mit Nachbarn im Treppenhaus oder mit Bekannten auf der Straße nutzen, um Grußworte zu üben oder Fragen zu stellen. Je mehr und je vielfältiger es andere anspricht, desto schneller kommt es voran, z. B. in der Schule („Darf ich mitspielen?"), in öffentlichen Verkehrsmitteln („Ist der Platz frei?"), in Läden („Haben Sie das oder jenes?" „Wie teuer ist dies?") und im Restaurant („Ich hätte gerne..."). Auf der Straße kann es Fremde nach der Uhrzeit oder nach einer bestimmten Straße fragen.

Das Vorankommen bei der Konfrontation hängt nicht nur von der Übungsbereitschaft des Kindes ab, sondern auch vom Ausmaß und Schweregrad seines Schweigens und seiner *Courage,* sich der Angst zu stellen. Kinder kommen auf der Sprechangst-Hierarchie unterschiedlich schnell voran.

Jungen sind meistens etwas mutiger und gehen forscher voran. Das Tempo und die Güte der Fortschritte lassen sich nicht vorhersagen. Zudem hat jedes Kind gute Tage, an denen es mühelos Fortschritte macht, und schlechte Tage, an denen es auf der Stelle tritt oder sogar leichte Rückschritte erlebt. Meistens geht es aber am nächsten oder übernächsten Tag wieder besser voran. Vereinzelt gibt es Kinder, die nicht auf Konfrontation ansprechen: In diesen Fällen sollten vor allem Angstkognitionen intensiv mit ihm bearbeitet (vgl. Kap. 3.2.2) und mehrere Entspannungsverfahren eingeübt (vgl. Kap. 3.2.3) werden.

Fazit

Die Wirkung von Konfrontation ist vielfach wissenschaftlich belegt. Sie erfordert Mut, entschlossenes Vorgehen und regelmäßiges Üben. Die Aufklärung über selektiven Mutismus und wie er behandelt werden kann (vgl. Kap. 1 bis 3) erleichtert es dem Kind und seinen Angehörigen, Konfrontationsübungen vorzunehmen und durchzuhalten.

Sobald das Kind seine Angstgedanken realistischer sehen und beeinflussen kann (vgl. Kap. 3.2.2), fällt es ihm auch leichter, das Vermeiden von bestimmten Personen und Situationen zu überwinden und einige Worte zu sagen. In der ersten Zeit kann es sich zudem vor jeder Übung körperlich oder kognitiv entspannen, damit die Konfrontation müheloser gelingt (vgl. Kap. 3.2.3). Zu Fortschritten beim Sprechen kommt es meist nur langsam, manchmal erst nach längerer Durststrecke. Traut sich das Kind endlich zu, etwas hörbar im Flüsterton und dann auch lauter zu sagen, geht es meist rasant voran. Obwohl das Kind zunächst noch viel Zuspruch und Unterstützung braucht, wird es dennoch aufgefordert, über die Behandlungsschritte *selbst* zu *bestimmen*. Anzustreben ist, dass es sich regelmäßig der Angst stellt, das Vermeidungsverhalten abbaut und bei abnehmender innerer Anspannung immer leichter sprechen kann.

Depressive Verstimmungen legen sich meistens von alleine, sobald das Kind sich mehr zutraut und zu sprechen beginnt. Kinder mit einem besonders ausgeprägten selektiven Mutismus, flankiert von weiteren psychischen Störungen, benötigen höchst wahrscheinlich eine professionelle Therapie (Therapie der Wahl ist die kognitive Verhaltenstherapie) und vielleicht vorübergehend sogar noch eine medikamentöse Behandlung.

3.2.5 Wie wird in einer Therapie vorgegangen?

Entscheidet sich die Familie für eine kognitive Verhaltenstherapie, könnte der Therapeut die ersten Therapiestunden als Hausbesuche durchführen. In der vertrauten Umgebung des Kindes entsteht deutlich schneller eine tragfähige therapeutische Beziehung. Der Therapeut erlebt das Kind recht unbeschwert im Umgang mit seinen Angehörigen. Zunächst bleibt er auf Abstand und plaudert mit der Mutter (oder dem Vater), während das Kind im selben Raum für sich alleine spielt, malt oder bastelt. Die Mutter (oder der Vater) könnte eines der Lieblingsspiele des Kindes mit dem Therapeuten beginnen. Dieser schaut immer wieder zum Kind. Sieht es auch zu ihnen hin, fragt die Mutter, ob es mitspielen möchte. Vom gemeinsamen Spielen und verbalen Austausch macht sie Videoaufnahmen. Spricht das Kind überhaupt nicht, könnten sich alle gemeinsam (von den Eltern vorbereitete) Videoaufnahmen ansehen, auf denen das Kind unbekümmert mit Familienmitgliedern spricht.

Sobald das Kind beim Therapeuten etwas auftaut und zumindest in Einwortsätzen spricht, zieht sich der Elternteil langsam zurück. Manchmal gelingt das schon beim ersten Hausbesuch. Bald kann der Therapeut mit dem Kind außerhalb des Elternhauses arbeiten. Entweder verabreden sie sich in seinen Praxisräumen oder an öffentlichen Orten, im Kindergarten oder in der Schule, je nachdem, wo Übungen für das Kind erforderlich sind. Die Konfrontationsübungen in Kita und Schule werden gut vorbereitet und vorher mit der Gruppenerzieherin und Klassenlehrerin abgesprochen (vgl. Kap. 3.4). Auf Wunsch des Kindes bleibt die Mutter zunächst dabei (vgl. Kap. 3.3), verhält sich aber möglichst passiv, damit das Kind sich mehr auf den Therapeuten konzentriert. Im nächsten Schritt entzieht sich die Mutter dem Blickfeld des Kindes und hält sich im Wartebereich auf, sodass es ohne sie zurechtkommen muss.

Spricht das Kind nach dem Hausbesuch bzw. nach mehreren Hausbesuchen nicht mehr mit dem Therapeuten in seinen Praxisräumen, wird ein Elternteil das Kind so lange zu den Therapiesitzungen in die Praxis begleiten müssen, bis es sich auch dort vertrauter fühlt und sich öffnen kann. Hilfreich könnte sein, das Video vom Hausbesuch des Therapeuten, auf dem das Kind bereits einige Worte mit ihm spricht, gemeinsam anzuschauen. Das ermutigt das Kind vielleicht zum weiteren Austausch mit dem Therapeuten.

3.2.6 Medikamente für besonders schwierige Fälle

Kann das mutistische Kind sich mit den in den Kapiteln 3.2.1 bis 3.2.5 beschriebenen Vorgehensweisen nicht behelfen, ist der innere Widerstand zu groß oder leidet es enorm, sollte über eine vorübergehende medikamentöse Unterstützung nachgedacht werden. Wird die verhaltenstherapeutische Vorgehensweise mit einem angstreduzierenden Medikament kombiniert (Kombinationstherapie), sinkt in den meisten Fällen die Angstintensität auf ein erträgliches Niveau, das Kind wird belastbarer, handlungsfähiger und traut sich nun eher, in die Konfrontation zu gehen. Die Einnahme von Medikamenten ist allerdings eine Variante von Vermeidungsverhalten und sollte deshalb zeitlich begrenzt werden. Sobald das Kind bei den Konfrontationsübungen und beim Sprechen Fortschritte macht, wird die Dosis wieder etwas verringert und das Medikament langsam ausgeschlichen.

In der Regel verschreibt ein Facharzt für Kinder- und Jugendpsychiatrie selektiv mutistischen Patienten Antidepressiva aus der Gruppe der SSRI (Serotonin-Wiederaufnahme-Hemmer; Manassis et al., 2016). Er kennt sich bei der Auswahl und Dosierung von Psychopharmaka und ihren Wirkungen und Nebenwirkungen besonders gut aus und verordnet sie meistens in niedrigerer Dosis als andere Mediziner. Antidepressiva hellen depressive Verstimmungen auf und dämpfen die Angst, machen aber nicht süchtig. Anders verhält es sich mit Beruhigungsmitteln (Tranquilizer), die wegen Suchtgefährdung nicht über Wochen oder länger eingenommen werden sollten.

Ein Antidepressivum erhöht den Serotoninspiegel im Gehirn (Serotonin ist ein Neurotransmitter), schwächt die innere Unruhe und erleichtert das Sprechen. Da Medikamente, besonders im Kindesalter, meistens Nebenwirkungen von geringerem oder größerem Ausmaß haben, kann es in der Folge jedoch notwendig sein, dass auf ein anderes Präparat derselben Wirkstoffgruppe ausgewichen werden muss. Dies sollten Sie mit dem zuständigen Kinder- und Jugendpsychiater besprechen.

In folgenden Fällen erscheint es sinnvoll, ein Antidepressivum für eine bestimmte Zeit einzusetzen:

- Wenn die Angst besonders ausgeprägt ist und das mutistische Kind sich nicht traut, in die Konfrontation mit der Sprechangst zu gehen.
- Wenn das Kind zum selektiven Mutismus zusätzlich noch depressive Verstimmungen entwickelt hat, die das Kind resignieren lassen.

Fazit

Die angstlindernde Wirkung von Antidepressiva bei ängstlichen, mutistischen und depressiven Kindern, Jugendlichen und Erwachsenen ist wissenschaftlich belegt. Langzeitschäden sind nicht bekannt. Da jedoch die Medikamenteneinnahme eine Form von Vermeidung darstellt, sollten Antidepressiva nur kurz (wenige Monate) zur Angstbewältigung eingesetzt werden.

3.3 Elternarbeit

3.3.1 Unterstützungsmöglichkeiten für Eltern im Überblick

Der Umgang von Eltern mit ihrem Kind ist außerordentlich wichtig für seine emotionale, kognitive und soziale Entwicklung. Geben Eltern dem Kind viel Wärme, führen sie es sicher und verlässlich, lernt es, eigene Gefühle und den Umgang mit anderen zu regulieren. Eine gute emotionale Selbstregulation bedeutet, dass es Wut und andere negative Gefühle beherrschen und sozial angemessen handeln kann. Ein selektiv mutistisches Kind muss vor allem lernen, Unruhe und Angst zu regulieren.

Die meisten Eltern von mutistischen Kindern sind sehr um ihr Wohlergehen besorgt, viele leiden mit ihnen. Manche befürchten, sie hätten in der Erziehung versagt, und haben Schuldgefühle. Es gibt aber auch Eltern, die das Schweigen des Kindes falsch einschätzen und ihm das übel nehmen. Ein mutistisches Kind kann sein ungewolltes Schweigen jedoch nicht einfach mit „Willensstärke" brechen, auch wenn seine Eltern es sich noch so sehr wünschen.

Die Familie eines mutistischen Kindes muss sich entscheiden, ob sie die Sprechangst von einem Verhaltenstherapeuten (in Zusammenarbeit mit der Familie) behandeln lassen oder die Bewältigung der Sprechangst in Selbsthilfe angehen will. Mutistische Kinder, die aus dem Ausland kommen, brauchen außerdem oft noch mehr Sprachkenntnisse, und diejenigen mit einer entwicklungsbedingten Störung des Sprechens eine logopädische Behandlung.

- In der *kognitiven Verhaltenstherapie* wird mit dem Kind und seinen Angehörigen als Erstes ein Erklärungsmodell für die Störung entwickelt. Zudem wird ihnen erläutert, wie die Behandlung ablaufen wird, damit sie wissen, was auf sie zukommt (Psychoedukation). Immer mehr Therapeuten sehen den Vorteil, mit der Therapie im Elternhaus des mutistischen Kindes zu beginnen. Dort geht das Kind müheloser eine therapeutische Beziehung ein als in fremden Praxisräumen. Danach führt der Therapeut therapeutengeleitete Konfrontation mit dem Kind in Situationen durch, in denen es nicht sprechen kann, um es an seine Sprechangst zu gewöhnen und ihm das Sprechen zu erleichtern. Das Kind übt zwischen den therapeutischen Sitzungen, sich immer wieder der Angst zu stellen, anfangs mit Hilfe der Eltern, später zunehmend eigenständiger.
- In der *Selbsthilfe* kann so vorgegangen werden, wie in diesem Buch beschrieben. Mutistischen Kindern fällt es leichter, die ersten Sprechversuche zu Hause mit Freunden der Eltern (oder mit Gleichaltrigen) zu beginnen. Sobald es den Kindern einigermaßen gelingt, mit Besuchern Worte zu wechseln, werden sie außerhalb der Familie von Vater oder Mutter in angstbesetzte Situationen begleitet (zu anderen Kindern nach Hause, auf den Spielplatz, in die Kita oder Schule). Unter dem Schutz eines Elternteils gelingt es dem Kind eher, sich wenig vertrauten Personen mitzuteilen. Nach ersten Fortschritten beim Kommunizieren zieht sich der begleitende Elternteil schrittweise zurück, damit das Kind seine Sprechangst aus eigenem Antrieb vollends überwindet.

3.3.2 Praktisches Vorgehen für Eltern

Eltern (oder andere nahestehende Bezugspersonen) sind Schlüsselfiguren bei der Selbsthilfe. Je kleiner das Kind, desto mehr fällt ihnen die Hauptarbeit bei der Überwindung der Sprechangst zu. Als Vater oder Mutter können Sie Ihrem mutistischen Kind beistehen und ihm helfen, Kontakt zu Personen aufzunehmen, die ihm nicht geheuer sind.

Nachdem Sie sich mit dem Störungsmodell des selektiven Mutismus auseinandergesetzt haben (vgl. Kap. 2), werden Ihnen die folgenden Hinweise zur Unterstützung des Kindes einleuchten:

- Lassen Sie sich vom Kind genau beschreiben, bei wem es nur eingeschränkt oder gar nicht reden kann. Zur Unterstützung können Sie die Vorlage „Fragen für Eltern zur Einschätzung der Sprechangst des mutistischen Kindes bzw. der/des Jugendlichen“ (vgl. Anhang, S. 118) nutzen.
- Besprechen Sie mit dem Kind als Nächstes das *Entstehungsmodell für soziale Angst und unfreiwilliges Schweigen* (vgl. Kap. 2). Bemühen Sie sich um eine kindgerechte Vermittlung der wesentlichen Inhalte des Erklärungsmodells. Das Kind soll erfahren, dass seine Angst zwar übersteigert, aber ungefährlich ist. Man sieht sie ihm auch nicht an: Das beruhigt ältere mutistische Kinder, Jugendliche und Erwachsene, weil sie oft meinen, andere könnten ihnen die Angst ansehen – für sie ein Grund mehr, sich ihrer Sprechangst wegen zu schämen.
- Vermeidungsverhalten und soziale Angst lassen sich überwinden. Erklären Sie dem Kind, mit welchen Vorgehensweisen es seine Sprechangst in den Griff bekommen kann (vgl. Kap. 3). Regelmäßiges, geduldiges Üben wird es zum Ziel bringen.
- Eltern reagieren ganz unterschiedlich auf das Schweigen des Kindes:
  - Nahezu alle Eltern von mutistischen Kindern reden für das Kind in der Öffentlichkeit, weil sie glauben, ihm damit zu helfen. Das Gegenteil ist aber der Fall: Sie nehmen dem Kind das Sprechen ab und diese *Mithilfe bei der Vermeidung* verfestigt die Sprechangst und das Schweigen.
  - Eine kleinere Zahl von Eltern möchte das Kind unbedingt zum Sprechen bringen und bedrängt es immer wieder sehr. Manche versuchen sogar, seinen „Widerstand“ zu brechen. Sie meinen, ihm nur so helfen zu können, aber das erhöht den *sozialen Druck* auf das Kind, sodass es erst recht kein Wort hervorbringt. Selbst wenn es reden möchte, geht es nicht.
  - So widersprüchlich es klingt, das Kind *muss öfter gedrängelt werden* (nur nicht zu sehr; vorsichtig und sanft, aber bestimmt), denn ängstliche Menschen neigen dazu, vor allem auszuweichen, wovor sie sich fürchten. Angesichts ihres vermeidenden Bewältigungsstils müssen sie immer wieder ermutigt und liebevoll angeschoben werden, eine Angstsituation aufzusuchen und dort wenigstens „ja“ oder „nein“ oder „hallo“ zu sagen (vgl. Kap. 3.2.4). Die Bereitschaft dafür beim Kind zu wecken, es zu *motivieren,* ist sicherlich der schwierigste Teil der Selbsthilfe (und auch der Therapie). Als Eltern müssen Sie das richtige Gespür dafür entwickeln, wie weit Sie beim „Anschieben“ des Kindes gehen dürfen.

  - Beim *Loben* sollten Sie Maß halten. Gewöhnlich stärkt ein freundliches Lob unser Bemühen, das gleiche Verhalten in Zukunft wieder zu zeigen. Viele mutistische Kinder fühlen sich aber durch überschwängliches Lob genötigt, den hohen Erwartungen der lobenden Person nun ständig zu entsprechen, und befürchten, es nicht zu schaffen. Folglich sollte zu Beginn der Selbsthilfe eher verhalten und *sparsam* gelobt werden.
- Bearbeiten Sie mit dem Kind seine ängstlichen Gedanken und Sorgen. Machen Sie ihm wiederholt klar, dass sich die Befürchtung vor Blamage nur in seinem Kopf abspielt und nicht der Realität entspricht (vgl. Kap. 3.2.2).

Konfrontation: Nachdem das Kind seine Sprechangst besser versteht, auf das Vorgehen in Selbsthilfe vorbereitet ist und sich damit einverstanden erklärt, wird mit der Konfrontation zur Bewältigung der Angst begonnen (vgl. Kap. 3.2.4).

- Bilden Sie mit dem Kind eine *Sprechangst-Hierarchie* aus Situationen, in denen es nicht oder nur mühsam spricht (vgl. Abbildung 4, S. 68). Stellen Sie sich für die Rangfolge der verschiedenen Angstsituationen eine Pyramide (ein Thermometer oder einen Zollstock) vor: An der Spitze stehen Situationen, mit denen das Kind sich besonders schwertut und in denen es überhaupt nicht sprechen kann (z. B. sich im Unterricht bei einem bestimmten Lehrer melden, ein Referat halten oder eine fremde Autoritätsperson ansprechen). Weiter unten werden Situationen verortet, die weniger Angst auslösen und ganz unten solche, in denen das Kind immerhin nonverbal kommuniziert (mit Blickkontakt, Lächeln, Nicken, Gestikulieren, Schulterzucken). Die Angsthierarchie dient als Leitfaden für die Konfrontationsübungen.
- Besprechen Sie mit dem Kind, welche Möglichkeiten es hat, sich in den Angstsituationen, in denen es bislang schweigt, *verbal oder nonverbal mitzuteilen*. Könnte es
  - nonverbal kommunizieren (Nicken, mit dem Kopf schütteln)?
  - (beim Spielen mit Handpuppen) Geräusche von sich geben (Sch- oder brrr-Laute, mit der Zunge schnalzen, Tiergeräusche nachahmen, trommeln, rasseln, klopfen, in die Hände klatschen, lachen) vor allem bei Gleichaltrigen oder innerhalb der Großfamilie?
  - einzelne Worte mit den Lippen formen, flüstern, sprechen (hallo, ja, nein, danke, den eigenen Namen sagen oder sein Alter)?
  - Ein- oder Mehrwortsätze formulieren?

Das Sprechen in der angstbesetzten Situation kann auch vorher im *Rollenspiel* geübt, gefilmt und danach ausgewertet werden (z. B. eine Person grüßen oder eine Frage mit ja, nein oder einem ganzen Satz beantworten).

- Jetzt wird das Kind darauf vorbereitet, sich einer leichteren Angstsituation unten auf der Angsthierarchie, vielleicht auf der Stufe 2 bis 4, zu stellen. Es sollte eine Angstsituation sein, von der es meint, sie bewältigen zu können. Sprechen Sie mit dem Kind den voraussichtlichen Ablauf jeder Konfrontationsübung durch. Was könnte im *schlimmsten Fall* passieren und was im günstigsten Fall? Wie könnte sich das Kind schützen, wenn es schlecht läuft? Dieses *Durchsprechen* im Vorfeld der Übung ist eine Art Probehandeln und gibt dem Kind Sicherheit.
- Nun stellt sich das Kind der Angstsituation und hält die aufkommende Angst aus, bis sie von alleine wieder zurückgeht (das dauert unterschiedlich lange je nach Kind – 5, 10, 15, 20 oder 30 Minuten, wie die Angstkurve in Abbildung 3, S. 66, zeigt). Dabei versucht das Kind, das zu sagen, was es sich vorgenommen hat.
- *Begleiten Sie* als Vater oder Mutter das Kind bei seinen ersten Konfrontationsübungen und lächeln Sie oder nicken freundlich, wenn es wie vereinbart kommuniziert. Wiederholen Sie jede Situation auf den einzelnen Stufen der Sprechangst-Hierarchie so oft, bis das Kind sich wenigstens mit einem Einwortsatz mitteilen kann. Dann gehen Sie über zur nächsthöheren Ebene der Angsthierarchie.
- Fällt es dem Kind außerordentlich schwer, eine wenig vertraute Person anzusprechen, könnte es sich beim ersten Mal zur Seite drehen, um sich beim Sprechversuch nicht von den Blicken des Gesprächspartners irritieren zu lassen. Später wendet es sich ihm zu und stellt *Blickkontakt* her.
- Tut sich das Kind immer noch extrem schwer, können Sie mit seinem Einverständnis *Videoaufnahmen,* auf denen es normal spricht, den Personen vorführen, mit denen es nicht sprechen kann, aber sprechen möchte, z. B. Mitgliedern Ihrer Großfamilie (Großeltern, Tanten), Freunden, Erziehern oder Lehrern. Diese lernen so die sprechende Seite des Kindes kennen und trauen ihm nun eher zu, überhaupt einmal mit ihnen zu sprechen. Dem Kind ergeht es ebenso.

  Flüstert das Kind beharrlich, können Sie das *Flüstern* ein- oder zweimal mit einem Mikrofon und *Verstärker* in normale Zimmerlautstärke verwandeln. Das kommt dem Kind anfangs wie Zauberei vor. Der Verstärker wird dann langsam heruntergedreht, um das Kind anzuspornen, lauter zu reden.

- Auf einer der unteren Ebenen der Angsthierarchie liegt vermutlich das *Sprechen mit einer fremden Person im Elternhaus.* Planen Sie einen Besuchsnachmittag mit einer Ihrer eigenen Freundinnen ein, bei dem diese versucht, Kontakt zu Ihrem Kind aufzunehmen. Oder laden Sie ein gleichaltriges Kind seiner Wahl zu einem Spielnachmittag ein. Bemühen Sie sich um eine gute Atmosphäre und halten Sie *attraktive Spielangebote* bereit (vgl. „Spiel- und Sprechideen“ im Anhang, S. 126). Beginnen Sie mit Spielen, bei denen Ihr Kind nicht oder allenfalls nur mit Einwortsätzen sprechen muss (Beispiel, vgl. S. 84). Tiere als Handpuppen fordern Kinder heraus, Tierstimmen nachzuahmen und vielleicht auch dazu, Tiergeschichten zu erfinden. Mit Apps wie „Puppet Pals 1 und 2“ lassen sich leicht Geschichten und Theaterstücke entwickeln, die zum Sprechen anregen.
  Auch *andere Aktivitäten* sind für einen Spielnachmittag denkbar, wie z. B. gemeinsam backen, kochen, im Garten arbeiten, bauen, basteln, kneten, malen oder eine Collage als Poster herstellen. Greifen Sie anfangs möglichst einige Lieblingsaktivitäten Ihres Kindes auf; dabei fühlt es sich sicherer. Sobald es stimmliche Laute von sich gibt oder etwas sagt, drehen Sie ein *Video* und spielen es später dem Vater und eventuell sogar der Klassenlehrerin vor, wenn das Kind dem zustimmt.
- Gewährleisten Sie in den nächsten Wochen und Monaten, dass sich *das Kind nach und nach allen Ebenen der Angsthierarchie stellt,* nach Möglichkeit täglich. Eventuell muss es einzelne Angstsituationen mehrmals aufsuchen, bis es sich zutraut, in die Situation auf der nächsten Ebene hinein zu gehen. Nach einiger Zeit erklärt es sich eventuell dazu bereit, mit einem anderen Kind auf den Spielplatz zu gehen oder alleine Brötchen einzukaufen.
- Muten Sie dem Kind in kleinen Schritten (graduiert) immer ein wenig mehr zu. *Drängeln Sie behutsam,* damit das Kind sich nicht allzu lange an eine Angstebene klammert. Beachten Sie, dass ängstliche Personen *gute* und *schlechte Tage* haben. An schlechten Tagen kommen sie kaum voran, an guten machen sie mitunter Riesensprünge. Die Freude ist dann besonders groß.
- Das begehrte Zielvorhaben, *bei einer Mitschülerin,* die das Kind sympathisch findet, zu */übernachten,* könnten Sie beispielsweise in folgenden Schritten angehen: Zuerst kommt die Mitschülerin zu Ihnen nach Hause auf Besuch, bis das mutistische Kind mit ihr spricht. Gestalten Sie den beiden besonders schöne Nachmittage. Dann begleiten Sie Ihr Kind zu einem Besuch bei der Klassenkameradin. Falls das Kind dar-

auf besteht und es der Gastgeberin dort auch recht ist, bleiben Sie beim ersten Mal die ganze Zeit bei ihm. Beim nächsten Besuch gehen Sie – nach Absprache mit dem Kind – vorzeitig weg. Begleiten Sie das Kind jetzt nur noch hin und lassen Sie es schließlich alleine zur Freundin gehen. Schlagen Sie nach einiger Zeit vor, die Freundin zum Übernachten einzuladen. Wenn das geglückt ist, die Mädchen Spaß hatten und sie sich nicht bereits von sich aus verabredet haben, fragen Sie, ob sie das nächste Mal bei der Freundin übernachten wollen. Vergewissern Sie sich vorher, ob Ihr Kind sich das auch zutraut. Packen Sie ihm seinen Lieblingspyjama und das bevorzugte Kuscheltier ein. Vermeiden Sie es, abends anzurufen, um nicht beim (müden) Kind Heimweh auszulösen. Nicht immer verläuft alles glatt; manche Schritte müssen wiederholt oder abgewandelt werden.

Helfen Sie dem Kind aus seiner klammen Erstarrung heraus, indem Sie ein anderes Kind (und danach weitere Kinder) einladen. Strukturieren Sie in freundlich-entspannter Atmosphäre die gemeinsame Spielzeit so, dass Neugierde und Vorfreude aufkommt. Sobald das mutistische Kind sich auf attraktive Aktivitäten konzentriert, wird seine Aufmerksamkeit von den Angstgedanken abgezogen und Sprechversuche gelingen ihm besser. Zur Veranschaulichung des Vorgehens in Selbsthilfe wird der Behandlungsverlauf von Denise (8 Jahre, vgl. auch S. 14) ausführlicher dargestellt. Zu Beginn schwieg das Kind außerhalb der Familie und hatte keine Freunde.

Beispiel: Denise (Forts.)

Als eine erste Konfrontationsübung planten Denise und ihre Mutter einen *Spielnachmittag zu Hause*, zu dem die gleichaltrige Saskia aus der Nachbarschaft eingeladen wurde. Sie kennen sich aus dem Kindergarten und sind in derselben Klasse. Denise mag sie. Die Mutter hofft, dass Saskia Denise in der Schule helfen wird, eine Sprachbrücke zu anderen Mitschülern und den Lehrern aufzubauen. Saskias Eltern sind damit einverstanden.

Zur Gestaltung dieses ersten Spielnachmittags legte Denise mit der Mutter einige ihrer Lieblingsspiele bereit: Einen Ball, Luftballons, ein Memory-Spiel, zwei Kartenspiele (Hands Up, das kein Sprechen verlangt, und Schnipp-Schnapp, bei dem so schnell wie möglich „Schnipp“ oder „Schnapp“ gerufen werden muss, sobald eine bestimmte Karte aufgedeckt wird). Denise liebt Bewegungs- und

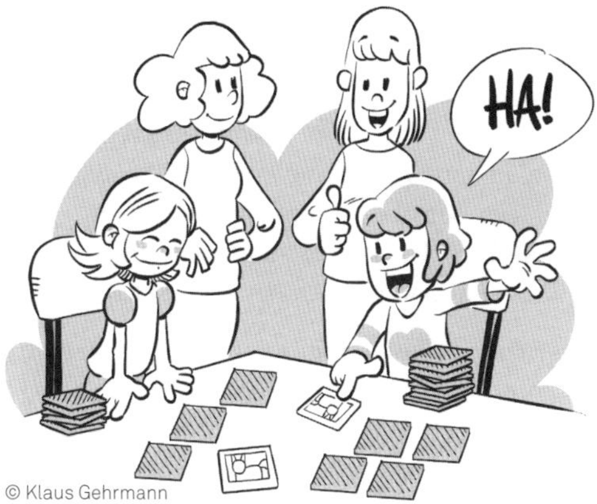

© Klaus Gehrmann

Brettspiele, die rasches Reagieren verlangen, und auch Gedächtnisspiele wie Memory. Die Mutter baute darauf, dass Denise in ihrer Spielleidenschaft einzelne Worte spontan ausrufen würde.

Denise nahm sich vor, Saskia schon bei der Begrüßung anzuschauen. Auf Saskias Fragen und Bemerkungen wollte sie mit Nicken, Gestikulieren und stimmlichen Lauten reagieren. Zunächst ging gar nichts, sie war zu angespannt. Die Mutter zeigte den Mädchen deshalb ein Video auf ihrem Tablet, in dem sich Denise mit dem Vater unterhielt und beide scherzten. Saskia sah sich das Video sichtlich erstaunt an. Die Mutter meinte, Denise wolle mit Saskia genauso reden lernen. Denise konnte das mit Nicken unterstreichen.

Alle Drei bliesen anschließend Luftballons auf, ließen sie durch die Luft flattern oder verursachten trompetenhafte Quietschgeräusche, indem sie langsam die Luft aus den festgehaltenen Ballonhälsen entweichen ließen. Dabei mussten sie viel lachen, auch Denise lachte zunächst leise, dann laut (!). Die aufgeblasenen Luftballons wurden zugeknotet und die Mädchen warfen sie sich nun gegenseitig zu, rannten herum und machten Hechtsprünge, um die Ballons ja nicht auf den Boden fallen zu lassen. Anschließend boxten sie sich scherzhaft mit den Luftballons. Um sie zum Platzen zu bringen, setzten sie sich drauf, drückten sie mit dem Rücken gegen die Wand oder krallten ihre Finger hinein. Beide Mädchen waren erhitzt und atemlos, das Eis war gebrochen und die Atmosphäre aufgelockert.

Diesen Moment nutzte die Mutter und schlug vor, im Kinderzimmer eine Höhle aus Leintüchern, Decken und Kissen zu bauen. Saskia rief „au ja“ und Denise echote hörbar „Ja“ (!). Die Mutter registrierte das und zeigte ihre Anerkennung mit einem kurzen Nicken. Während die Mädchen emsig eine Zelt-Höhle bauten, bereitete die Mutter einen Snack vor, den sie zu dritt in der Höhle einnahmen. Denise schaute Saskia häufiger an und lächelte bisweilen. Nach einem Memory-Spiel, bei dem Denise haushoch gewann, spielten sie Bingo, wobei die Mutter die Zahlen ausrief und die Mädchen ihre Steinchen auf die Karten legten. Diesmal gewann Saskia.

Die Mutter fragte die Mädchen, ob sie im Garten ein Ballspiel mitmachen wollten, bei dem jeder dem anderen den Ball zuwirft und dabei fortlaufend eine Zahl von 1 bis 50 ruft. Denise konnte zunächst nur die Zahlen mit den Lippen formen. Als erschwerend die Spielregel hinzukam, wieder bei 1 anfangen zu müssen, sobald der Ball nicht gefangen wird, musste jede Spielerin besonders konzentriert werfen und fangen. Denise flüsterte jetzt die Zahlen. Saskia hatte die Idee, die Zahlen von 1 bis 10 und wieder rückwärts auf Englisch zu rufen. Erstaunlicherweise konnte Denise das mühelos. Auf Englisch rief sie die Zahlen laut und verständlich und strahlte dabei. Saskia rief: „Super toll!“, die Mutter lächelte ihr aufmunternd zu, nachdem sie ihre Überraschung überwunden hatte.

Bis es für Saskia Zeit war, zu gehen, spielten die Mädchen im Kinderzimmer. Denise war überglücklich und berichtete dem Vater abends vom Nachmittag. Er freute sich aufrichtig mit ihr.

Zeitnah wurde der nächste Spielnachmittag für das folgende Wochenende geplant. Diesmal war der Vater mit dabei und die Mutter machte Videoaufnahmen. Als Erstes spielten sie Stille Post. Denise konnte Saskia ins Ohr flüstern (!). Alle lachten am Ende über den verzerrten Sinn der anfangs vorgegebenen Worte. Beim Schnipp-Schnapp-Spiel rief Denise im Eifer des Gefechts, „Schnipp“ oder „Schnapp“ ganz laut. Sie sagte auch drei weitere Worte: Ja, nein, gern (!). Nachdem sich die Eltern zurückzogen, bauten die Mädchen mit Lego und sprachen immer mehr über bautechnische Belange. Denise bewunderte Saskias Hochhaus und konnte ihr das sagen.

Der dritte Spielnachmittag fand bei Saskia statt. Vorher bat die Mutter Denise, bei der Ankunft zu grüßen, und das gelang ihr auch. Sie hatte offensichtlich einen guten Tag. Zu Saskias Mutter sagte sie „hallo“, „danke“ und „tschüss“. Die beiden Mädchen spielten in

Saskias Zimmer und schwatzten lebhaft miteinander (!). Die Mütter unterhielten sich im Wohnzimmer.

Daraufhin schlug die Mutter Denise und Saskia vor, einige Tage hintereinander in der Schule gemeinsam weiter zu üben. Beide Mädchen waren interessiert und neugierig. Die Mutter holte sich das Einverständnis der Rektorin und Klassenlehrerin.

Die Klassenlehrerin zeigte sich besonders aufgeschlossen an dem Vorhaben und machte sich im Internet über selektiven Mutismus sachkundig. Kurzfristig kam sie vorher noch zu einem einstündigen Hausbesuch. Sie spielten Memory zu dritt. Behutsam wandte sich die Lehrerin Denise zu. Das Kind mochte die Lehrerin und konnte einige ihrer Fragen flüsternd mit „ja" und „nein" beantworten (!).

Für die Konfrontationsübungen in der Schule nahm sich die Mutter eine Woche frei. Die Lehrerin sprach mit der Klasse über Denises Problem. Die Mitschüler erfuhren, dass sie bis vor kurzem nur zu Hause sprechen konnte, neuerdings rede sie auch mit Saskia. Die Mutter zeigte der Klasse zwei Tablet-Videos von den Spielnachmittagen mit Saskia und teilte der Klasse mit, dass Denise lernen wolle, mit allen in der Schule zu sprechen. Denise war aufgeregt und erschien wie erstarrt.

Die Schulleitung erlaubte der Mutter, mit den Kindern in einem kleinen, freistehenden Raum zu üben. Als Erstes führte die Mutter dort eine Spielstunde mit Denise, Saskia und einem weiteren Mädchen aus der Klasse durch. Denise konnte in Anwesenheit der Mitschülerin mit Saskia sprechen, aber noch nicht mit ihr. Die Mutter las den Kindern ein Kapitel aus einem Drachenbuch vor und anschließend machten sie Lernspiele aus dem Bestand der Klasse. Vereinbart war, dass die Mutter nicht für Denise spricht. Denise schwieg immer noch. Am Ende der Stunde spielten sie Hands Up und das fanden alle sehr lustig. Denise lachte hörbar mit. Beim geliebten Schnipp-Schnapp-Spiel, das die Mutter mitgebracht hatte, rief sie die passenden Worte wieder laut.

Noch am selben Morgen wurde der Kreis der Kinder um einen weiteren Schüler vergrößert und dann noch um einen, alle aus ihrer Tischgruppe in der Klasse. Bald konnte Denise in der Gruppe mit „ja" zustimmen, mit „nein" ablehnen und sich bedanken (Danke). Am zweiten Übungstag war sie bereit, mit der Mutter im Klassenzimmer weiter zu üben. Die Mutter setzte sich mit Denise an ihren Tisch (an dem fünf Schüler, darunter auch Saskia, saßen) und half den Kindern bei den Unterrichtsaufgaben. Immer wieder versuchte sie, Denise in ein Gespräch mit den Mitschülern einzubeziehen. Sie sah Denise an, wenn eine Antwort gefragt war, und ließ ihr Zeit, zu nicken oder den Kopf zu schütteln. Ihr mühsames, kontinuierliches Werben trug Früchte und bewegte Denise dazu, etwas mehr aus sich herauszugehen. Am dritten Tag flüsterte Denise Ein- und Mehrwortsätze. Auf dem Schulhof hielt sich Denise an Saskia und die Mutter unterhielt sich mit der Pausenaufsicht. Auch Saskia versuchte wie die Mutter, Denise zum Austausch mit anderen Mitschülern anzuregen.

Nach vorheriger Absprache mit der Lehrerin bat die Mutter Denise am vierten Tag, sich *im Unterricht* zu *melden*. In der Schule konnte Denise bislang nur nonverbal mit der Lehrerin kommunizieren. Anfangs flüsterte Denise der Mutter ins Ohr, was sie sagen wollte, und sobald diese ermunternd nickte, meldete sie sich zaghaft. Das entging der Lehrerin nicht und sie nahm Denise sofort dran. Immerhin flüsterte das Kind eine Antwort. Die Lehrerin stellte ihr zusätzlich einige leichte Fragen, die Denise leise mit „ja“ oder „nein“ beantworten konnte, und nickte ihr lächelnd zu. Die Mutter drückte ihr die Hand. Saskia war sichtlich stolz. Am Ende der Woche sprach Denise einige Worte mit den Mitschülern am Gruppentisch, meldete sich im Unterricht und antwortete hörbar im Bühnen-Wisperton mit jeweils einem Wort.

Wahrscheinlich kam Denise deshalb so gut voran, weil sie gleich von zwei vertrauten Personen, der Mutter und Saskia, unterstützt wurde. Beide machten ihr Mut und lebten ihr als soziale Modelle vor, wie sie aus sich herausgehen und sprechen könne. Nach einigen Monaten war sie zwar noch immer zurückhaltend, aber aufgeschlossen und interessiert, meldete sich mehr und sprach ganz normal in Mehrwortsätzen. Dadurch verbesserten sich ihre Schulleistungen. In der Klasse war sie mittlerweile gut vernetzt, berichtete die Lehrerin. Saskia war ihre beste Freundin und überredete sie, mit in ihren Hockeyverein zu kommen. Der Sport gefiel Denise und sie machte dort besonders lebhaft mit.

Mit der Bewältigung ihrer Sprechangst wurde Denise nicht nur fröhlicher und zufriedener, sondern auch sehr viel selbstbewusster. Vergleichsweise mühelos überwand sie in der Folge auch ihre Angst vor Spritzen. Zudem konnte sie zu Hause immer besser für eine abgesprochene Zeit alleine bleiben, wenn die Mutter einkaufen ging oder kurz bei der Nachbarin war.

Fazit

Wie Denise können viele mutistische Kinder in einem überschaubaren Zeitraum mit dem Sprechen vorankommen. Verzweifeln Sie nicht, wenn es gefühlt „unendlich" lange dauert, bis Ihr Kind die ersten Worte flüstert oder spricht. Einige mutistische Kinder trauen sich sehr wenig zu und quälen sich wesentlich länger als Denise. Bleiben Sie am Ball. Die *Selbsthilfe sollte nicht vorzeitig beendet werden,* bevor das Kind mit den meisten Kindern und Erwachsenen in seinem Umfeld spricht und mit fremden Personen Kontakt aufnehmen kann. Schon nach den ersten Erfolgen sind viele mutistische Kinder selbstbewusster und riskieren auch mehr. Sie müssen immer wieder gefordert, aber *weder überfordert, noch unterfordert* werden. Das immer richtig einzuschätzen ist, zugegeben, für Eltern mitunter eine Gratwanderung.

Lassen Sie nicht zu viel Zeit zwischen den Konfrontationsübungen verstreichen. Bei täglichem Üben macht das Kind die meisten Fortschritte. Manchmal ist ein mutistisches Kind sogar schon nach der Erläuterung des Störungsmodells und der therapeutischen Vorgehensweise in der Lage, sich selbstständig seinen Angstsituationen zu stellen und kommt fast blitzartig voran mit dem Sprechen. Am Ende dauert es aber ein bis zwei Jahre, bis ein mutistisches Kind ohne jede innere Anspannung und Anstrengung, ganz selbstverständlich und unbekümmert sprechen kann.

3.4 Förderung durch Erzieher und Lehrer

Beim Eintritt in den Kindergarten, die Schule oder bei einer Umschulung suchen mutistische Kinder wesentlich mehr nach Sicherheit als psychisch robustere Kinder, denn sie fühlen sich unbehaglich, sind innerlich angespannt und können mit (einem Teil der) Menschen um sie herum nicht sprechen. Einige haben zusätzlich noch Sprachschwierigkeiten: Entweder gehören sie einer anderen Ethnie an und werden bilingual erzogen oder sie haben Sprechflüssigkeitsstörungen (vgl. Kap. 1.2). Selten kommt beides zusammen vor. Wenn mutistische Kinder nicht früh genug die richtige Unterstützung erhalten, dauert es oft sehr lange, bis sie verbal kommunizieren. Für sie selbst und ihre Eltern, Erzieher und Lehrer kann das außerordentlich frustrierend sein.

Ihr häufig rätselhaft anmutendes, hartnäckiges Schweigen lässt manchen Erzieher/Lehrer an seinen pädagogischen Fähigkeiten zweifeln. Und er fragt sich, warum das Kind ausgerechnet bei ihm schweigt, wo es doch zu Hause normal spricht, wie die Eltern berichten. Ob dem Kind gewisse kognitive, sprachliche und soziale Fähigkeiten fehlen? Könnte es autistisch sein? Ist es richtig untergebracht in der Gruppe/Klasse oder wäre eine besondere Kita- oder Schulform geeigneter?

Mutistische Kinder sind genau wie andere Schüler mehr oder weniger begabt. In ihrem Kern sind sie besonders sensibel, oft scheu und gehemmt; manche erscheinen perfektionistisch, strebsam und willensstark. Vielleicht schweigen sie auch deshalb so beharrlich. Einige reden noch weniger oder gar nicht mehr, nachdem ein Lehrer ein anderes Kind oder sie selbst forsch angesprochen hat oder sie von Mitschülern wegen eines Versprechers ausgelacht oder auf andere Weise gemobbt (Hartmann et al., 2013) wurden. Manche Kinder sprechen kein Wort, teilen sich aber nonverbal durch Mimik, Gestikulieren oder Aufschreiben mit. Die Befürchtung, beim Sprechen Fehler zu machen und sich zu blamieren, hält das Schweigen meistens aufrecht. Ein Übermaß an Zuwendung von Bezugspersonen, die für sie in der Öffentlichkeit sprechen, ebenso wie der soziale Druck, sich endlich mitzuteilen, tragen auch zur Aufrechterhaltung des Schweigens bei.

Einige mutistische Kinder sprechen überhaupt nicht außerhalb der Familie, andere flüstern oder reden nur mit einigen Lehrern, aber nicht mit Mitschülern. Es kann auch umgekehrt sein, gesprochen wird nur mit Mitschülern, aber nicht mit den Lehrern. Ganz selten schweigen sie bei einem nahen Angehörigen (wie die 9-jährige Lucy, S. 14). Geben Erzieher und Lehrer vorschnell bei einem Kind auf, das wie versteinert wirkt, Blickkontakt meidet und in der Schulpause nicht essen kann und sich auch nicht auf die Toilette traut, besteht die Gefahr, dass sie ihre Hoffnungslosigkeit dem Kind und seinen Eltern spiegeln. Für die weitere Entwicklung des Kindes kann das verheerend sein, sodass es kaum Fortschritte macht.

Soziale Angst und selektiver Mutismus lassen sich behandeln (Goetze Kervatt, 2015; Johnson et al., 2016; Katz-Bernstein, 2015; Perednik, 2016). Sobald eine Lehrkraft ausreichend über die Störung informiert ist (vgl. Kap. 1 bis 3), wird sie zuversichtlicher sein, dass der schweigende Schüler in Zukunft einmal sprechen wird. Bemüht sie sich um eine *gute*

Beziehung zum betroffenen Kind, signalisiert sie ihm damit ihre Bereitschaft, auf seine Bedürfnisse einzugehen. Das wiederum hilft dem Kind, der Lehrkraft mehr zu vertrauen und sich auf erste Sprechversuche einzulassen.

Lehrer können einem mutistischen Kind in Zusammenarbeit mit den Eltern (und eventuell einem Therapeuten, Logopäden, Kinder- und Jugendpsychiater) helfen, sein Schweigen zu überwinden. Hierzu eine ganze Reihe von Hinweisen:

- Ein mutistisches Kind leidet darunter, wenn es als *psychisch krank* bezeichnet wird. Es fühlt sich dann abgewertet und gedemütigt. Ohnehin schämt es sich ja, weil es schweigt. Ängstliche Jungen (und Männer) wollen in der Regel „cool" wirken und leugnen ihre Angst – mutistischen Jungen geht es oft ebenso.
  Fragen Mitschüler, warum ein mutistisches Kind nicht spricht (vgl. die Beispiele von Denise, Lucy und Doro am Beginn von Kapitel 1, S. 14–15), könnte die Lehrerin antworten: „Zu Hause spricht Lucy ganz normal. Das wird sie auch bald in der Schule schaffen." Solche wohlwollend-optimistischen Äußerungen nehmen dem Kind einiges an innerem Druck. Es spürt, dass die Lehrerin an seine Fähigkeit glaubt, das Schweigen künftig brechen zu können, und das stimmt es hoffnungsvoller.
  Vielleicht kann die Lehrerin mit der Klasse offen über die Sprechproblematik des Kindes reden und die Mitschüler auffordern, ihm aus seiner Schweigefalle herauszuhelfen. Vorher sollte sie aber dafür die Erlaubnis des Kindes einholen. Meistens wollen einige Klassekameraden das Kind bei der Überwindung seines Handicaps unterstützen.
- Wird von ihm verlangt, dass es spricht, gerät das Kind unter enormen *sozialen Druck* und kann dann erst recht nichts sagen. Die Angst und das Schweigen nehmen zu. Manche Erziehungsverantwortliche halten ein beharrlich schweigendes Kind für verstockt, oppositionell und renitent. Anerkennende Blicke und maßvolles Loben seiner Sprechbemühungen spornen das Kind an.
- Meistens fallen mutistische Kinder bereits im Kindergarten als scheu, gehemmt und schweigend auf. Um sich innerlich auf die neue Situation „Schule" einzustellen, kann das Kind mit seinen Eltern vor der Einschulung (oder Umschulung) die auserwählte Schule (mehrfach) aufsuchen und sich mit dem Gelände, den Räumlichkeiten und Schulregeln vertraut machen.
- Vielleicht machen Sie als künftige *Klassenlehrerin* vor der Einschulung des Kindes oder vor Beginn des neuen Schuljahres einen *Hausbesuch*

und versuchen, einfühlsam und unaufdringlich eine *Beziehung* zu ihm in seiner vertrauten Umgebung aufzubauen. Sie könnten sich nach seinen Interessen und Neigungen erkundigen, sich von ihm das Kinderzimmer zeigen und von den Eltern ein Video vorführen lassen, auf dem das Kind normal spricht. Denkbar wäre, ein (videobegleitetes) Spiel mit dem Kind und einem Elternteil zu machen oder gemeinsam zu basteln.

Im günstigsten Fall spricht das mutistische Kind schon beim ersten Hausbesuch. Wenn nicht, wäre es ideal, Sie könnten ein weiteres Mal kommen, um sich dem Kind noch mehr anzunähern. Das Kind hat einen Heimvorteil, der ihm ein Sicherheitsgefühl gibt und seine Angst vor dem Sprechen in der Schule lindert. Der so erworbene *Vertrauensvorschub* erspart Ihnen viel Arbeit, denn in der Schule wird es dem Kind bei so vielen Kindern und Erwachsenen sehr viel schwerer fallen, aus sich herauszugehen. Spricht es mit Ihnen bei sich im Elternhaus, schafft es das vermutlich auch in der Schule, zumindest am Rande der Klasse unter vier Augen.

Ist das Kind ungewöhnlich gehemmt, könnten Sie versuchen, über Skype oder WhatsApp Kontakt zu ihm aufzunehmen, wobei ein Elternteil moderiert. Stellen Sie einfache Fragen, die das Kind (nonverbal oder) mit Einwortsätzen beantworten kann, z. B. „Wie heißt du?“, „Hast du Geschwister?“, „Wie heißen die?“, „Was gab es heute zum Mittagessen?“, „Was ist deine Lieblingsfarbe?“, „Welches ist dein Lieblingstier?“. Vielleicht antwortet das Kind nur nonverbal (mit Nicken oder Zeigen auf Bildtafeln) oder mit „mhm“.

Für die *Stärkung der Schüler-Lehrer-Beziehung* ist zudem hilfreich, dem Kind in den ersten Wochen nach seiner Einschulung regelmäßig einige Minuten Ihrer Aufmerksamkeit zu schenken. Wechseln Sie ein paar Worte mit ihm in der Pause. Sie könnten z. B. fragen, was es am Wochenende oder in einer bestimmten Schulstunde gemacht hat. Oder Sie erkundigen

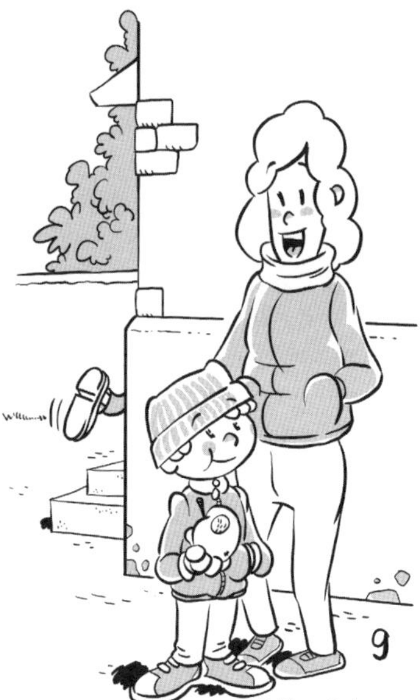

© Klaus Gehrmann

sich nach seinen Bedürfnissen. Dem Kind tut es gut, wenn es spürt, dass Sie an ihm interessiert sind und ihm helfen möchten.
Spricht das Kind – trotz eines erfolgreichen Hausbesuchs – nicht mit Ihnen in der Schule, könnten Sie sich in einer Pause die beim Hausbesuch gedrehte *Videoaufnahme* zusammen ansehen. Sieht das Kind, wie Sie beim Spielen miteinander gesprochen haben, wird es vielleicht wieder zutraulicher und öffnet sich erneut. Bitten Sie die Eltern, weitere Videoaufnahmen vom Kind zu Hause zu drehen – wie es ein kleines Gedicht vorträgt, etwas vorliest oder singt. Diese Videos schauen Sie sich beide in der Schule an und später vielleicht sogar mit der ganzen Klasse, wenn das Kind zustimmt. Ermutigen Sie es mit dem Hinweis: „Manche Kinder reden erst einmal nicht in der Schule, aber nach einiger Zeit schaffen sie es, so zu sprechen wie zu Hause und genauso wie andere Kinder auch."

- Bleibt das Kind weiterhin still und versteinert, sollte es für eine Weile von einem Elternteil oder einer anderen Vertrauensperson in der Schule unterstützt werden (vgl. Kap. 3.3).
- Auch wenn das mutistische Kind nicht spricht, wird es aufgefordert, an allen Klassenabläufen teilzunehmen, um nicht randständig und sozial isoliert zu bleiben. In der Regel machen viele dieser versteinert bis verstockt wirkenden Kinder zuverlässig mit. Die Lehrerin stellt dem Kind *zunächst leichtere Aufgaben, die kein Sprechen verlangen* (z.B. soll es Schulmaterial zusammentragen, den Tisch aufräumen, etwas malen, Arbeitsbögen austeilen, Blumen gießen oder die Tafel wischen). Nach Erledigung solcher Aufgaben fühlt es sich handlungsfähiger und zugehöriger. Fallen ihm manche Forderungen der Lehrerin noch zu schwer (etwa an der Tafel zu schreiben), darf es die Aufgabe abwandeln (z.B. in das Heft schreiben). Kommt ihm die Lehrerin entgegen, wird sich das Kind wahrscheinlich mehr Mühe geben, mitzuarbeiten.
- Kommunizieren und die eigene Meinung äußern zu können ist für mutistische Kinder sehr erstrebenswert, aber noch zu schwer. Die Lehrerin (und Mitschüler, die häufig das Schweigen eines mutistischen Kindes erstaunlich gut tolerieren) kann versuchen, *dem Kind Antworten* per Mimik, Gestik, Geräuschen, Ein- oder Mehrwortsätzen zu *entlocken*. Sie ermutigt es immer wieder, seine Bedürfnisse verbal oder nonverbal zu äußern („Ich muss zur Toilette") und gibt ihm häufiger Gelegenheit, seine Meinung verbal oder nonverbal zu äußern („Das finde ich gut oder nicht gut"). Um seine Entscheidungs- und Handlungsfähigkeit zu stärken, räumt sie ihm Wahlmöglichkeiten ein und macht

alternative Vorschläge („Willst du alleine zur Toilette gehen oder mit Marie?“, „Möchtest du schon in dieser Stunde das Bild ausmalen oder erst in der nächsten?“).

- Außerdem hält die Lehrerin bzw. der Lehrer nach *persönlichen Stärken des Kindes* Ausschau und erwähnt sie bei passender Gelegenheit der Klasse gegenüber: Vielleicht zeigt das Kind ungewöhnlich viel Toleranz gegenüber einem unruhigen Klassenkameraden, schreibt gute Aufsätze oder löst Rechenaufgaben schnell und treffsicher. Die Lehrkraft könnte auch einen gelungenen Aufsatz des Kindes vorlesen, ein gezeichnetes Bild loben oder eine besonders ordentliche Hausaufgabe der Klasse zeigen. Das stärkt den Glauben des Kindes an seine eigenen Fähigkeiten, ebenso wie den Respekt der Klassenkameraden ihm gegenüber.
- Spricht das Kind endlos lange nicht, könnte ihm *vorübergehend* erlaubt werden, sich *schriftlich mitzuteilen* (auf einem Tablet oder Schreibblock). Das sollte aber keine dauerhafte Lösung sein, denn mutistische Kinder laufen Gefahr, sich an der schriftlichen Kommunikation festzubeißen, sodass sie keine Fortschritte mehr beim Sprechen machen.
- Die Lehrerin kann das mutistische Kind bitten, ihr eine seiner *schriftlichen Mitteilungen* in der Pause *vorzulesen,* gegebenenfalls im Flüsterton, dann lauter. Später liest es einem Kreis von Mitschülern vor, was es aufgeschrieben hat, und am Ende der ganzen Klasse. Manchmal fällt es einem mutistischen Kind leichter, der Lehrerin am *Telefon* vorzulesen. Es lohnt sich, mit dem Kind ganz unterschiedliche Verhaltensexperimente zu machen, damit es aus sich herausgeht.
- Kommt ein mutistisches Kind *neu in die Klasse,* fragt die Lehrerin, *wo es sitzen möchte,* vorne oder hinten, und wer gerne neben ihm sitzen würde. Sie bittet den Mitschüler, der sich gemeldet hat, neben dem Kind Platz zu nehmen. Häufig finden sich beide auf Anhieb sympathisch und oft entsteht erstaunlich schnell ein Vertrauensverhältnis. Sobald sie miteinander reden, bittet die Lehrerin weitere Mitschüler, mit ihnen gemeinsam Unterrichtsaufgaben zu bearbeiten. Sie bereitet *vermehrt Gruppenübungen* vor, bei deren Lösung die Schüler aufeinander angewiesen sind. Auch das mutistische Kind soll mitarbeiten und sich irgendwie mitteilen – zunächst mit Händen und Füßen und allmählich mit Worten. Sobald das Kind ein wenig spricht, spürt es, wie es zu einem gleichwertigen Partner der Mitschüler wird. Es traut sich nun eher, Vorschläge zu machen, Dinge einzufordern und auch zu sagen, was es will und was nicht.

- *Schulverweigerung:* Sollte ein älteres Kind oder ein Jugendlicher die Schule wegen der Sprechangst verweigern, muss für *weiterreichende Unterstützung,* vor allem durch die Eltern (Tante, Onkel, Großeltern, Familienhelfer, Therapeut), gesorgt werden. In Absprache mit dem Schulleiter und Lehrerkollegium begleitet ein Elternteil das Kind einige Tage zur Schule, um es beim Kommunizieren zu unterstützen (vgl. Kap. 3.3.2). Diese Aufgabe könnte auch ein älteres Geschwisterkind übernehmen, das auf dieselbe Schule geht, oder ein vertrauter Mitschüler. In einem abgesonderten Raum des Schulgebäudes moderiert die helfende Person erste Kontakt- und Sprechübungen kleinschrittig, zunächst mit einem Mitschüler, mit dem das Kind noch nicht spricht, danach mit weiteren Klassenkameraden. Das wird solange fortgesetzt, bis sich das Kind traut, mit einem der Schüler in die Klasse zu gehen und dort mitzuarbeiten (vgl. Kap. 3.3, S. 76).
- Hat das Kind extreme *Angst vor einem bestimmten Lehrer,* wird im Übungsraum versucht, in kleinen Schritten einen persönlichen Kontakt zu ihm mithilfe einer Bezugsperson (z.B. der Mutter) herzustellen. Der Lehrer steht zunächst unbeteiligt, aber sichtbar und in Hörweite vor der offenen Tür und schaut zu, wie die beiden spielen und sich miteinander austauschen. Dann betritt er den Raum, bleibt jedoch im Hintergrund und blättert in seinen Unterlagen. Er nähert sich langsam, guckt den beiden über die Schulter und setzt sich schließlich dazu, sofern das mutistische Kind keine starke Abwehrreaktion zeigt. Nun redet er ein wenig mit und spricht dabei das Kind freundlich an. Einem besonders befangenen Kind könnte er sich auch mit einer Handpuppe (Lieblingstier des Kindes?) nähern. Sobald das Kind (über die Handpuppe) mit dem Lehrer (nonverbal oder verbal) kommunizieren kann, überlässt die Bezugsperson ihm das Feld, bleibt zunächst still und zieht sich dann zurück.
  Eine solche graduierte Annäherung gelingt manchmal schon beim ersten Versuch, meistens sind jedoch Wiederholungen erforderlich. Lehrer haben wenig Zeit für solche Übungen. Es wäre aber schon hilfreich, wenn der Lehrer sich wenigstens immer wieder 10 Minuten Zeit nehmen könnte für eine solche Annäherung an das beharrlich schweigende Kind.
- Der Lehrer und das Kind können sich auch über *WhatsApp* näherkommen. Ihren WhatsApp-Austausch und die WhatsApp-Videos können sie sich gegenseitig im Übungsraum vorspielen (später auch der Klasse). Das Kind wird wahrscheinlich nur Worte mit den Lippen bilden oder einsilbig flüstern können. Um mit der Vertrauensbildung und

dem Kommunizieren voranzukommen, ist tägliches Begegnen für ein bis zwei Wochen angesagt. Selbst wenn der Lehrer aus zeitlichen Gründen nur kurz auftauchen kann, wird er dem Kind dadurch allmählich vertraut.

- *Kein Übungsraum verfügbar:* Gibt es in der Schule keinen freien Raum für die dargelegten Übungen, muss in einer Ecke des Klassenzimmers, auf dem Flur oder Schulhof geübt werden. Der Lehrer fragt das Kind, wo es sitzen möchte, und bittet die Nebensitzer, mit ihm zusammenzuarbeiten. Bei Bedarf setzt sich die Mutter daneben, bis das Kind aus sich herausgeht. Dann zieht sie sich zurück. Macht das Kind in den folgenden Wochen oder Monaten noch immer keine Fortschritte beim Sprechen, muss es vielleicht erneut von einer Vertrauensperson eine Weile lang begleitet und empathisch gedrängelt werden, mehr aus sich herauszugehen und sich mit seiner Sprechangst zu konfrontieren.
- *Beteiligung am mündlichen Unterricht:* Sobald das mutistische Kind mit den Tischnachbarn spricht, wird es ermutigt, sich im Unterricht zu melden. Es kann zunächst einsilbig antworten und dann etwas vorlesen, aufsagen oder singen. In jedem Unterrichtsfach oder zumindest in seinen Lieblingsfächern meldet es sich wenigstens einmal. Der Lehrer, mit dem vorher abgesprochen wurde, auf das Melden des Kindes zu achten, nimmt es bei seinen ersten Meldeversuchen möglichst sofort dran (danach so oft wie andere Schüler auch). Die Häufigkeit des Aufzeigens steigert das Kind graduiert: Nach und nach hebt es jetzt in jedem Fach zwei-, dreimal und mehr die Hand. Anfangs wird es sich wahrscheinlich nur dann melden, wenn es etwas ganz sicher weiß. Der Lehrer koppelt dem Kind zurück, ob das, was es gesagt hat, gut zu verstehen war, und lobt es, ohne zu übertreiben, wenn er merkt, dass es sich besonders überwinden musste. Später überrumpelt der Lehrer das Kind einige Male und ruft es auf, ohne dass es sich gemeldet hat. Er stellt dabei einfache Fragen, die es nur mit ja oder nein beantworten muss. Nach einiger Zeit bittet er das Kind, der Klasse vorzulesen (einen abgesprochenen Text könnte die Mutter vorher mit ihm üben).
- Zu guter Letzt achtet der Lehrer darauf, dass die *Konfrontationsübungen* des Kindes mit der Sprechangst auf gefürchtete Situationen *außerhalb des Klassenverbandes* ausgeweitet werden, damit die Gewöhnung an die Sprechangst generalisiert. Das Kind wird angespornt, überall im schulischen Umfeld zu sprechen – auf dem Schulhof und den Fluren mit Schülern aller Altersgruppen, mit unbekannten Lehrern (die z.B. Pausenaufsicht haben), der Schulleitung, Schulsekretärin, dem Hausmeister und den Geschwistern und Eltern von Mitschülern.

- *Klassen-* oder *Schulwechsel* sind in der Regel für ein scheues Kind problematisch, denn es tut sich im Allgemeinen sehr schwer, erste Kontakte in einer neuen Umgebung zu knüpfen. Erstaunlicherweise fällt es *manchen* mutistischen Kindern jedoch leichter, in einer neuen Klasse oder Schule zu sprechen – vermutlich weil sie dort auf unvoreingenommene Mitschüler und Lehrer stoßen, bei denen sie sich noch nicht „blamiert" haben, wie sie meinen, sodass sie anfangs weniger Angst vor deren negativem Urteil haben. Leider lässt sich nicht vorhersehen, wie sich ein Kind in einer neuen Umgebung verhalten wird.

Fazit

Mutistische Kinder sind in der Mehrzahl sozial-emotional sensibel und infolge ihres ängstlich-scheuen Temperaments in subjektiv unangenehmen Situationen extrem zurückhaltend. Die meisten befürchten, sich durch fehlerhaftes Sprechen eine Blöße zu geben. Deshalb schweigen sie und melden sich nicht im Unterricht. Infolge ihrer Unruhe und Erregung können sie Wünsche, Bedürfnisse und Erlebnisse nicht äußern. Für sie ist das besonders frustrierend, aber auch für ihre Gesprächspartner. Das Schweigen benachteiligt sie in ihrer sozialen Entwicklung.

Trotz intakter Sprechorgane können sie in kritischen Situationen nicht reden. Viele sprechen gut auf Selbsthilfe an, die allerdings viel Geduld erfordert. Dabei kommt Erziehern und Lehrkräften eine wichtige Rolle zu. Sie werden von den Eltern, aber auch von Therapeuten und Logopäden, die bei Sprechstörungen hinzugezogen werden, darin unterstützt, mutistische Kinder zum Sprechen zu bringen. Ein solches Netzwerk von Helfern erleichtert es diesen Kindern, aus ihrer Schweigefalle zu entkommen.

4 Besonderheiten der Selbsthilfe bei selektiv mutistischen Jugendlichen und Erwachsenen

Die verhaltenstherapeutisch ausgerichtete Selbsthilfe von Jugendlichen und Erwachsenen gleicht weitgehend der von Kindern, wie sie in Kapitel 3 vorgestellt wurde. Jugendliche[6] sind lebenserfahrener und kognitiv reifer. Sie überblicken ihre Probleme umfassender und verstehen auch besser, wie es zu dem Schweigen gekommen ist, wie heute die Begegnung mit einer respekt- oder furchteinflößenden Person ihnen den Kehlkopf zuschnürt und von welchen negativen Kognitionen ihre Sprechangst gesteuert wird. Sie sehen zudem klar und deutlich, dass ihr Schweigen ein Vermeidungs- oder Sicherheitsverhalten ist, das die Angst aufrechterhält oder gar verstärkt, und dass sie sich mit ihrem Vermeiden wenig selbstwirksam verhalten.

Falls Sie betroffen sind, können Sie mit den hier geschilderten Vorgehensweisen experimentieren. Finden Sie heraus, womit und wie sich Ihre Angst und das Schweigen am ehesten bewältigen lässt. Hauptziel der *Selbsthilfe* ist das Überwinden des unfreiwilligen Schweigens, um künftig mit jedermann reden zu können. Sie können aber auch eine *kognitive Verhaltenstherapie* machen und sich bei den notwendigen Schritten von einem Therapeuten unterstützen lassen.

In der Regel sind soziale Angst und Schweigen miteinander verzahnt. *Normale Angst* ist ein vitales Grundgefühl, das vor Gefahr schützt. Angesichts von Bedrohung und Gefahr greifen wir, ohne groß darüber nachzudenken, auf eine von drei Schutzvorkehrungen zurück. Ist Ihnen schon einmal jemand im Dunkeln auf dem Nachhauseweg gefolgt und hatten Sie das mulmige Gefühl, gleich überfallen zu werden? Wurden Sie unruhig, schlug Ihr Herz höher, haben Sie rascher geatmet oder gezittert? Wie haben Sie reagiert, sind Sie weggelaufen *(Flucht)*, haben Sie den Verfolger gestellt und angesprochen, ob er etwas von Ihnen will *(Kampf/Angriff)*, oder konnten Sie gar nichts tun, waren wie blockiert und konnten

6 In diesem Kapitel werden Jugendliche und Erwachsene mit Sie angeredet.

keinen Laut von sich geben *(Erstarren)*? Dies sind übliche Reaktionen bei Angst.

Neben der normalen Angst gibt es noch die *unbegründete* Angst (vgl. Kap. 1.3), z.B. von anderen abgewertet zu werden. Eine Variante davon ist eine soziale Angst, die zu Sprechangst führen kann. Normale und unbegründete Angst sind vom Erleben her ganz ähnlich, bei beiden handelt es sich um eine *Sympathikus-Reaktion* (vgl. Kap. 1.3), die Flucht, Kampf oder Erstarren auslöst. Entweder verkrampft sich der ganze Körper oder nur einzelne Muskelpartien – in Händen, Beinen oder im Kehlkopf: Beim einen zittern die Hände, beim anderen versagen die Beine oder die Person kann in dem Moment nicht sprechen (vgl. „Neuronale und physiologische Grundlagen des Sprechens und des stressbedingten Schweigens" im Anhang, S. 110). Einige sozial ängstliche Menschen befürchten, durch fehlerhaftes Sprechen unangenehm aufzufallen, und das verschlägt ihnen die Sprache.

Chronologisch läuft bei der Auslösung von Sprechangst die folgende typische Verhaltenskette ab (vgl. auch den Teufelskreis der Angst in Abbildung 1, S. 39): Eine ängstlich-scheue Person wird angesprochen. Sie wird sehr unruhig und befürchtet, fehlerhaft zu sprechen. In ihrer Erregung kann sie tatsächlich nicht antworten und schweigt unfreiwillig. Dabei spürt sie, wie ihre Angst *kurzfristig* nachlässt und glaubt nun, die Angst sei durch das Schweigen zurückgegangen. Sie hält es für ein hilfreiches Sicherheitsverhalten. Ganz im Gegenteil ist das Schweigen eine Vermeidungsreaktion, die nur kurz Früchte trägt (in Form des Rückgangs der Angst). Bei der nächsten Herausforderung zum Sprechen tritt sofort wieder Angst auf. *Langfristig* hält Schweigen die Angst aufrecht und schränkt die Person in ihrem Kommunikationsverhalten sowie im Umgang mit anderen Personen empfindlich ein.

Weil die Behandlung des selektiven Mutismus in Selbsthilfe (vgl. die ausführlichen Erläuterungen in Kap. 3) für alle Altersgruppen fast gleich ist, werden für Jugendliche und Erwachsene, die ihr unfreiwilliges Schweigen überwinden wollen, die wichtigsten Bausteine des Vorgehens hier nochmals zusammengefasst und mit einigen Hinweisen ergänzt:

- Gedanken, Gefühle und Verhalten beeinflussen sich gegenseitig. Es besteht ein Zusammenhang zwischen
  - automatisch aufkommenden selbstabwertenden *Gedanken* („Ich krieg kein Wort raus", „Ich stammele bestimmt"),

- negativen *Emotionen* (Angst-, Hilflosigkeits- und Minderwertigkeitsgefühle),
- *Fluchtverhalten* und anderen Vermeidungstendenzen (Erstarren, Schweigen, Wegbleiben)

in unangenehm erlebten Situationen (vgl. Kap. 1 und Kap. 3.2.2 sowie die Verhaltensanalyse auf S. 54).

Höchstwahrscheinlich sind Ihre Befürchtungen im Hinblick auf die Folgen Ihres nicht vollkommenen Sprechens (wie Sie meinen) unbegründet und übertrieben. Aber sie nötigen Sie dazu, in unangenehmen Situationen zu schweigen oder solche unbehaglichen Situationen von vornherein zu vermeiden.

Sie können (besser als jüngere Kinder) Gefühle wie Angst oder Traurigkeit durch die *Veränderung von negativen Gedanken* abschwächen (kognitive Umstrukturierung). Achten Sie auf Ihre selbstabwertenden Gedanken und verwandeln Sie diese in wohlwollende Kognitionen (vgl. Kasten „Leitfragen für die Veränderung von negativen Gedanken und Vorstellungen" Kapitel 3, S. 56 und das „Protokoll zur Bearbeitung von ängstlichen und anderen negativen Gedanken" im Anhang, S. 121, vgl. zum Vorgehen auch Kapitel 3.2.2.). Ersetzen Sie negative Gedanken bewusst durch positive Gedanken in unangenehmen Situationen. Mit diesem kognitiven Vorgehen können Sie Ihre innere Anspannung bereits lindern und es gelingt Ihnen dann auch müheloser, zu sprechen.

Übung

Stellen Sie sich vor, Sie haben im Unterricht oder bei einer Dienstbesprechung eine wunderbare Idee, die zum besprochenen Thema passt. Vermutlich kommen spontan selbstabwertende Gedanken auf wie „Wenn ich etwas sage, lachen die mich aus", „Die halten mich für beschränkt". Verwandeln Sie solche entmutigenden Gedanken in erbauliche („Ich bin mir sicher, die Antwort ist richtig", „Aber selbst, wenn ich falsch liege, wird mich keiner gleich für minderbemittelt halten"). Wenn Sie wohlwollender über Ihr Sprechen in einer schwierigen Situation denken (und über seine Folgen), trauen Sie sich auch eher zu, etwas zu sagen.

Gehen Sie wie folgt weiter vor:

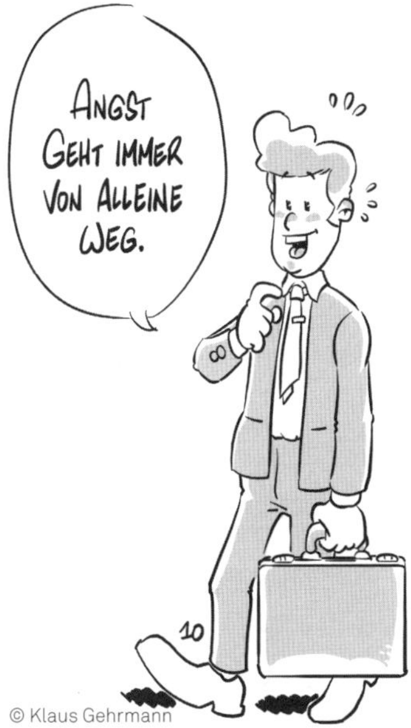

© Klaus Gehrmann

- Wiederholte *Konfrontation* mit der Sprechangst ist die entscheidende Vorgehensweise bei der Überwindung von selektivem Mutismus (vgl. Kap. 3.2.4). Machen Sie sich selbst Mut und gehen Sie auf eine Person zu, mit der Sie bislang nicht reden konnten. Überlegen Sie vor dem Treffen, was Sie ihr sagen könnten. Setzen Sie selbst ausgedachte *Mut-Sätze* (vgl. hierzu auch den Kasten mit Mut-Sätzen in Kapitel 3.2.2 auf S. 54) gegen Ihre Erwartungsangst ein. Sie werden sehen, sobald Sie der Person gegenüberstehen und versuchen, mit ihr zu reden, treten Ihre schlimmen Befürchtungen gar nicht ein. Die Person reagiert weder entsetzt, noch macht sie abwertende Bemerkungen, selbst dann nicht, wenn Sie unbeholfen und staksig sprechen. Diese Erfahrung wird Sie motivieren, weitere Konfrontationsübungen zu machen. (In den meisten Fällen werden Sie das in etwa so erleben. Falls – im schlimmsten Fall – doch jemand ungehalten reagieren sollte, schütteln Sie es ab, gehen auf jemand anderen zu und sprechen mit ihm.)
  Bevor Sie mit der Konfrontation beginnen, bilden Sie eine *Sprechangst-Hierarchie* für alle Situationen, in denen Ihnen das Sprechen schwerfällt oder misslingt (vgl. hierzu Abbildung 4 auf S. 68 sowie die Erläuterungen in Kapitel 3.2.4). Eine Angsthierarchie ist ein gestaffelter Strategieplan für Konfrontationsübungen. Überlegen Sie, auf welcher Ebene der Angsthierarchie Sie mit Ihren ersten Sprechversuchen beginnen möchten. Manche fangen ganz unten an, einige im unteren Drittel, andere in der Mitte. Wenige starten an der Spitze der Angsthierarchie mit der allerschrecklichsten Situation (auch bei so einer massierten Konfrontation würde Ihnen nichts zustoßen; sie erfordert nur sehr viel mehr Mut).
  Konfrontieren Sie sich – Ihrer Angsthierarchie folgend – mit jeder angstbesetzten Situation. Halten Sie die Angst jedes Mal so lange aus, bis sie wieder nachlässt und von alleine zurückgeht (vgl. Angstkurve in Abbildung 3 auf S. 66). Wiederholen Sie das so oft, bis fast keine

Angst mehr aufkommt. Konfrontieren Sie sich dann mit der nächst höheren Stufe der Angsthierarchie. Mit regelmäßiger täglicher Übung kommen Sie spürbar voran und vermeiden immer weniger, bald gar nichts mehr. Das Vermeidungsverhalten lässt sich ganz abbauen. Erst nach längerer Zeit werden Sie sich jedoch vollends an die Angst gewöhnen. Sie sprechen dann ganz sicher und selbstverständlich, auch wenn Ihnen das jetzt noch nicht möglich ist.

Beispiel:

Ein 17-jähriger Jugendliche nahm sich Folgendes vor: „Zuerst versuche ich, mit meinem strengen Opa zu reden. Wenn ich das geschafft habe, spreche ich eine Nachbarin an, die so alt ist wie ich, anschließend die Kassiererin im Supermarkt, zwei Lehrer auf dem Berufskolleg und drei Schulkameraden. Am meisten überwinden muss ich mich für die Anmeldung beim Zahnarzt. Ich schaffe das schon."

Die Sprechangst so planvoll und erfolgreich bewältigen zu wollen, erscheint Ihnen vermutlich wie ein sehr ehrgeiziges Vorhaben. Es ist aber durchaus zu schaffen. Versuchen Sie es und halten Sie durch.

Erleichtern Sie sich die Konfrontationsübungen, indem Sie Ihre Angstgedanken gegen hoffnungsvolle, erbauliche Gedanken eintauschen (vgl. Kap. 3.2.2). Vor und auch in jeder gefürchteten Situation können Sie den Nacken-, Hals- und Mundbereich entspannen (vgl. Kap. 3.2.3). Bemühen Sie sich bei der Konfrontation um einige Worte, kommunizieren Sie zumindest mit Mimik und Gestik. Je vertrauter Ihnen ein schwieriger Gesprächspartner wird, desto mehr nimmt die innere Unruhe ab und desto müheloser kommen Sie mit ihm ins Gespräch.

Auch Sie können Ihre ersten Kommunikationsübungen zu Hause im vertrauten Umfeld durchführen. Dort werden Sie sich sicherer fühlen. Laden Sie eine Ihnen sympathische (gleichaltrige, jüngere oder ältere) Person ein, mit der sie bislang noch nicht reden konnten. Wahrscheinlich überwinden Sie Ihre Angst leichter, wenn anfangs ein Elternteil oder Freund, eine Partnerin oder ein Partner dabei ist. Sie können dann wenigstens mit der nahestehenden Person – in Anwesenheit des Besuchers – sprechen. Schauen Sie den Besucher öfter an und richten Sie langsam einige Worte an ihn.

Damit Ihnen das Kommunizieren leichter fällt, können Sie sich gemeinsam mit etwas beschäftigen, das wenig oder kein Sprechen erfordert. Machen Sie nach einer Weile dann Dinge, die mehr Sprechen verlangen. Sie können zusammen Musik auswählen, hören und Eindrücke dazu austauschen oder einen Spielfilm sehen, Computerspiele machen, sich auf WhatsApp lustige Fotos oder Videos gegenseitig zeigen, über die Sie beide lachen müssen, oder sich kurze Mitteilungen schreiben und vorlesen.

Wenn Sie sich noch immer nicht trauen, etwas zu sagen, können Sie dem Besucher ein Video zeigen, auf dem Sie ausgelassen mit Angehörigen oder Freunden reden. So erfährt er, dass Sie sehr wohl normal sprechen können, sogar ausgesprochen locker. Das stimmt Sie beide hoffnungsvoller, dass es künftig mit dem Sprechen klappt. Laden Sie den Besucher einige Male ein, bis Sie mühelos mit ihm reden können.

Gehen Sie auf Ihrer Angsthierarchie nun zur nächstschwierigen Situation über. Das könnte z. B. das Einkaufen sein: Erkundigen Sie sich im Supermarkt bei einem Angestellten, wo ein bestimmtes Produkt steht, sagen Sie der Kassiererin „Hallo", bieten Sie Kleingeld an („Ich habe es auch passend") und beantworten Sie ihre Fragen („Sammeln Sie Punkte?", „Brauchen Sie eine Tüte?"). Wenn Sie Bammel davor haben, können Sie zur Beruhigung direkt davor Sport oder eine Entspannungsübung machen (vgl. Kap. 3.2.3) oder Sie lassen sich zunächst wieder von einer Vertrauensperson begleiten.

Vergessen Sie nicht, Ihre ängstlichen und düsteren Gedanken vor (bei Erwartungsangst) und während der Konfrontationsübungen in realistische, erbauliche Gedanken umzuwandeln. Reden Sie sich gut zu und setzen Sie positiv formulierte Mut-Sätze ein wie „Ich kriege das schon hin", „Keiner will mir was", „Ich achte auf Blickkontakt und lächle ab und an". Ihr Vorhaben gelingt Ihnen dann eher. Wenn Sie es geschafft haben, loben Sie sich.

- *Fernbleiben von der Schule oder dem Arbeitsplatz:* Falls Sie sich schon längere Zeit nicht mehr in die Schule (oder zur Arbeit) getraut haben, bitten Sie einen Mitschüler (oder Kollegen), mit dem Sie sich gut verstehen und der Ihre Nöte kennt, ob er Sie am ersten Tag zur Schule (oder Arbeitsstelle) begleitet. Sie können auch einen Angehörigen oder Freund fragen. Die *Begleitperson* hilft Ihnen, vor Unterrichtsbeginn mit einem Schüler oder Lehrer Kontakt aufzunehmen, wenn Ihnen das notwendig erscheint. Gehen Sie anschließend mit ihm in die Klasse. Etliche wollen das allerdings alleine erledigen, ohne Begleitung, weil sie befürchten, für schwach gehalten zu werden, wenn jemand sie unterstützt.
- Mutistische Personen sind kontaktscheu, verhaltensgehemmt und haben wenig Selbstwertgefühl. Typisch für sie sind negative Gedan-

ken wie „Ich schäme mich, vor ihnen (z.B. vor Mitschülern) zu sprechen", „Mit denen kann ich nicht mithalten", „Die finden mich langweilig". Sie tun sich schwer, mit anderen in Kontakt zu treten, Wünsche zu äußern oder sich abzugrenzen. Deshalb wäre es gut, sie würden sich überwinden und ganz bewusst mehr *soziale Fähigkeiten* einsetzen, z.B.

- auf Kontaktangebote von anderen eingehen, Blickkontakt herstellen, sich zum Gesprächspartner körperlich hinwenden, einen freundlichen Ton anschlagen und ab und an lächeln,
- von sich aus ein Gespräch beginnen und sich im Vorfeld überlegen, in welchen Situationen dies möglich wäre, und mit welchen Sätzen/Themen Sie in das Gespräch einsteigen könnten,
- Gefühle mimisch und gestisch zeigen und auch zur Sprache bringen,
- um einen Gefallen bitten, etwas fordern, jemanden loben und auch Lob von anderen annehmen,
- sich stärker abgrenzen und behaupten (z.B. sich weniger unterbrechen lassen, Nein sagen, in verträglicher Weise Kritik üben und Kritik annehmen).

Schauen Sie, welche dieser sozialen Fähigkeiten Sie beherrschen – wahrscheinlich sind es sehr viele. Nur zeigen Sie sie viel zu selten und müssen mehr aus sich herausgehen.

Um Ihr Selbstwertgefühl zu stärken, können Sie auch Vertrauenspersonen fragen, was sie an Ihnen mögen und stark finden. Bestimmt werden Ihnen unter anderem gute soziale Fähigkeiten wie Zuverlässigkeit und Hilfsbereitschaft zurückgemeldet. Inwieweit, glauben Ihre Vertrauenspersonen, können Sie sich in andere hineinversetzen? Für wie aufgeschlossen halten diese Personen Sie? Und für wie kooperativ? Überlegen Sie auch, in welchen Situationen Sie Ihre Wünsche und Bedürfnisse stärker äußern sollten.

In der Regel haben ängstliche Personen ein gutes Sozialverhalten entwickelt. Allerdings müssen sie ihre Hemmungen oft erst noch überwinden und ihre soziale Fähigkeiten zum Vorschein bringen.

Fazit

Das Vorgehen in Selbsthilfe zur Überwindung von Sprechangst ist für Kinder, Jugendliche und Erwachsene nahezu gleich. Kleinere Kinder können ihre Angstkognitionen, die zusammen mit der Sprechangst auftreten, von ihrer Entwicklung her kaum erkennen. Erst im Alter von etwa 7 bis 8 Jahren ist das möglich. Konfrontation ist für mutistische Personen die Vorgehensweise der Wahl in Therapie und Selbsthilfe. Dabei lernen sie vor allem, dass ihre (unbegründete) Angst in Wirklichkeit nicht bedrohlich oder gefährlich ist und dass sie diese selbstwirksam kontrollieren können.

Mutistische Personen profitieren von der Unterstützung durch Vertrauenspersonen. Diese sind gleichzeitig auch soziale Modelle für Kontaktaufnahme und Kommunikation (Eltern, Geschwister, Lehrer, Freunde, Kollegen). Manche mutistische Personen benötigen zusätzlich noch professionelle Hilfe von Logopäden, Lerntherapeuten und Psychotherapeuten. Es wäre gut, wenn alle an der Behandlung Beteiligten sich regelmäßig austauschen würden über Zielvorhaben, therapeutische Vorgehensweisen und ihre Folgen.

Das *Vermeidungsverhalten* lässt sich in einem überschaubaren Zeitraum *ganz abbauen*. Die *Bereitschaft*, unter Belastung *mit Unruhe und Angst zu reagieren* (Sympathikus-Reaktion) ist hingegen in Personen mit einem ängstlich-scheuen Temperament angelegt. In Selbsthilfe können sie jedoch lernen, die (Sprech-)Angst zu entdramatisieren und zu überwinden. Das ermöglicht ihnen ein angstfreies Leben, in dem sie mühelos mit jedermann normal sprechen können.

Anhang

Literatur

American Psychiatric Association (2013). *Diagnostic and Statistical Manual of Mental Disorders* (5th ed.). Arlington, VA: American Psychiatric Publishing. http://doi.org/10.1176/appi.books.9780890425596

American Psychiatric Association/Falkai, P. et al. (2018). *Diagnostisches und Statistisches Manual Psychischer Störungen DSM-5* (2., korrigierte Auflage). Göttingen: Hogrefe.

Ayres, A.J. (2016). *Bausteine der kindlichen Entwicklung. Sensorische Integration verstehen und anwenden. Das Original in moderner Neuauflage.* Heidelberg: Springer. http://doi.org/10.1007/978-3-662-52891-4

Bahr, R. (2012). *Wenn Kinder schweigen. Redehemmungen verstehen und behandeln.* Ostfildern: Patmos.

Bahrfeck-Wichitill, K., Kresse, A. & Subellok, K. (2011). Gemeinsam schweigsam: Selektiver Mutismus bei Zwillingen. Teil II: Therapiedidaktische Überlegungen und Konkretisierungen. *Sprachheilarbeit, 56* (1), 110–120. (Teil I, siehe Subellok)

Goetze Kervatt, G. (2015). *The silence within. A teacher/parent guide to helping shy and selectively mute children* (2nd ed.). Oak Ridge, NJ: Gail Goetze Kervatt.

Hartmann, B. & Lange, M. (2013). *Mutismus im Kindes-, Jugend- und Erwachsenenalter. Für Angehörige, Betroffene sowie therapeutische und pädagogische Berufe* (6., bearbeitete und ergänzte Auflage). Idstein: Schulz-Kirchner.

Johnson, M. & Wintgens, A. (2016). *The Selective Mutism Resource Manual* (2. Auflage). Bicester, UK: Speechmark.

Kagan, J. & Snidman, N. (2009). *The long shadow of temperament* (3. Auflage). Cambridge, Massachusetts: President and fellows of Harvard College.

Katz-Bernstein, N. (2015). *Selektiver Mutismus bei Kindern. Erscheinungsbilder, Diagnostik, Therapie* (4., aktualisierte Auflage). München: Reinhardt.

Lenarz, T. & Boenninghaus, H.-G. (2012). *Hals-Nasen-Ohren-Heilkunde* (14. Auflage). Heidelberg: Springer.

Lepper, H. & Braun-Scharm, H. (2009). Integrative Mutismus-Therapie (IMT). *Mutismus.de, 1/1,* 12–15.

Manassis, K., Oerbeck, B. & Overgaard, K.R. (2016). The use of medication in selective mutism: a systematic review. *European Child and Adolescent Psychiatry, 25*, 571–578.

Mayer, A. & Ulrich, T. (2017). *Sprachtherapie mit Kindern.* München: utb Nr. 8714.

McHolm, A.E., Cunningham, C.E. & Vanier, M.K. (2005). *Helping your child with Selective Mutism. Practical steps to overcome a fear of speaking.* Oakland, CA: New Harbinger Publication.

Melfsen, S. (2007). Überblick zur Behandlung des Selektiven Mutismus. *Zeitschrift für Kinder- und Jugendpsychiatrie und Psychotherapie, 35,* 399–409. http://doi.org/10.1024/1422-4917.35.6.399

Perednik, R. (2016). *The Selective Mutism treatment guide. Manuals for parents, teachers, and therapists. Still waters run deep* (2nd ed.). Jerusalem: Oaklands.

Pezenburg, M. (2014). *Stimmbildung. Wissenschaftliche Grundlagen – Didaktik – Methodik* (3. Auflage). Augsburg: Wißner.

Pickard, H., Rijsdijk, F., Happe, F. & Mandy, W. (2017). Are social and communication difficulties a risk for the development of social anxiety? *Journal of the American Academy of Child & Adolescent Psychiatry, 56,* 344–351.

Rogoll, J., Petzold, M. & Ströhle, A. (2018). Selektiver Mutismus. *Der Nervenarzt, 89,* 591–602.

Schmidt-Traub, S. (2015). *Selbsthilfe bei Angst im Kindes- und Jugendalter. Ein Ratgeber für Kinder, Jugendliche, Eltern und Erzieher* (3., aktualisierte Auflage). Göttingen: Hogrefe.

Schmidt-Traub, S. (2017). *Kognitive Verhaltenstherapie bei Ängsten im Kindes- und Jugendalter. Ein Leitfaden für die Behandlung von Panikstörung, Agoraphobie, spezifischen Phobien und Trennungsangst*. Göttingen: Hogrefe.

Semple, R. J. & Lee, J. (2011). *Achtsamkeitsbasierte Therapie für Kinder mit Angststörungen*. Paderborn: Junfermann.

Subellok, K., Kresse, A. & Bahrfeck-Wichitill, K. (2010). Gemeinsam schweigsam: Selektiver Mutismus bei Zwillingen. Teil I: Zwillingsspezifische Besonderheiten der Entstehung und Aufrechterhaltung des Schweigens. *Sprachheilarbeit, 55,* 110–120.

Subellok, K. & Starke, A. (2012). Selektiver Mutismus. In S. Niebuhr-Siebert & U. Wiecha (Hrsg.), *Kindliche Sprach-, Sprech-, Stimm- und Schluckstörungen. Gezielte Elternberatung* (S. 219–237). München: Elsevier.

WHO/Dilling, H., Mombour, W., Schmidt, M. H. & Schulte-Markwort, E. (Hrsg.) (2000). *Diagnostische Kriterien für Forschung und Lehre der Internationalen Klassifikation psychischer Störungen der WHO, Kapitel V (F)* (2., korrigierte und ergänzte Auflage). Bern: Huber.

Hilfreiche Adressen

Die folgenden Vereinigungen für Menschen mit selektivem Mutismus bieten Betroffenen, Angehörigen und Fachleuten zahlreiche Informationen und Hilfsangebote zum Thema Mutismus.

Mutismus Selbsthilfe Deutschland e. V.

www.mutismus.de

StillLeben e. V., Hannover

www.selektiver-mutismus.de

Arbeitsblätter

Neuronale und physiologische Grundlagen des Sprechens und des stressbedingten Schweigens

Zu den Hirnarealen und -prozessen, die am Sprechen beteiligt sind (Lenarz et al., 2012; Pezenburg, 2014), gehören der Frontallappen des Gehirns, in dem die *motorischen Fähigkeiten* (der gesamten Skelett- und Sprechmuskulatur) und *höchste Hirnleistungen* angesiedelt sind (z. B. das Deuten komplexer Sachverhalte, das moralische Urteilen, die Selbstbeherrschung oder Berücksichtigung von sozialen Signalen). Zahllose Verbindungen bestehen zu den Hirnregionen, die Sehen, Hören, Fühlen und Erinnern steuern. Die Hirnareale arbeiten zusammen, so werden etwa die im limbischen System hervorgerufenen Gefühle im Frontalhirn kontrolliert.

Vor allem die Wechselwirkungen zwischen folgenden beiden Hirnarealen ermöglichen das Sprechen:

- Das *Broca'sche* Zentrum ist für die Steuerung der *Sprachmotorik* zuständig. Hier sind Bewegungsprogramme für das spontane Sprechen oder Vorlesen angelegt. In Zusammenarbeit mit dem Wernicke-Zentrum verwaltet es die Sprachmotorik und Bedeutungsanalyse bei der Sprachverarbeitung.
- Das *Wernicke*-Zentrum ist die *sensorische* Sprachregion und für das *Sprachverständnis* verantwortlich. In Wechselwirkung mit dem Broca-Zentrum regelt es das Sprechverhalten, die Verarbeitung von Sprach- und Textinhalten sowie sprachliche Reaktionen auf äußere Reize. Es liegt im Frontalhirn neben Hirnarealen, die Muskeln in Gesicht, Rachen und Kehlkopf steuern.

Beide Zentren sind in der linken Hemisphäre des Gehirns angesiedelt und haben Verbindungen zur *mentalen Kontrollinstanz* im Präfrontalhirn. Mithilfe des *Kurzzeitgedächtnisses* wird dort *motorisch und emotional angemessenes Verhalten* organisiert. Es bestehen Verbindungen zur Amygdala im Limbischen System, die eine wichtige Rolle bei der Regulierung der Angst spielt. Bei *Stresseinwirkung* wie auch bei Gefahr werden vermehrt *Transmittersubstanzen* wie Serotonin, Dopamin und Noradrenalin im Gehirn freigesetzt. Sie können die Funktionen des Frontalhirns empfindlich stören und psychische Auffälligkeiten wie übersteigerte Ängste und Depressionen begünstigen. Dann wird das Alarmzentrum, die Amygdala, eingeschaltet, um mithilfe der Stresshormone Adrenalin, Noradrenalin und Cortisol die notwendigen Stressreaktionen (Flucht, Kampf, Erstarren) bereitzustellen (vgl. Kap. 1.3). Weil das weibliche Hormon Östrogen die Stressanfälligkeit erhöht, haben Mädchen und Frauen wahrscheinlich ein etwas höheres Angst- und Depressionsrisiko als Jungen und Männer.

Die für das Sprechen wichtigen Strukturen sind im Kehlkopf angesiedelt. Der Kehlkopf bildet den oberen Abschluss der Luftröhre. Zu seinen verschiedenen Funktionen gehört nicht nur die Beteiligung am Sprechvorgang. Er verhindert auch wie ein Ventil, dass feste und flüssige Nahrung in die Luftröhre eindringt und sorgt dafür, dass sich Luft in der Lunge durch Verschluss des Spalts zwischen den Stimmlippen (Stimmritze oder Glottis) ansammelt, damit gehustet werden kann.

Im Kehlkopf liegt der große Schildknorpel (als „Adamsapfel" von außen sicht- und tastbar) zusammen mit zwei kleineren Knorpeln, den Stellknorpeln. Zwischen Schildknorpel und Stellknorpeln sind die beiden Stimmlippen (oder Stimmbänder) gespannt, von Schleimhaut umgeben. Durch die Stimmritze (Glottis) strömt die Luft beim Atmen, wie Abbildung A zeigt.

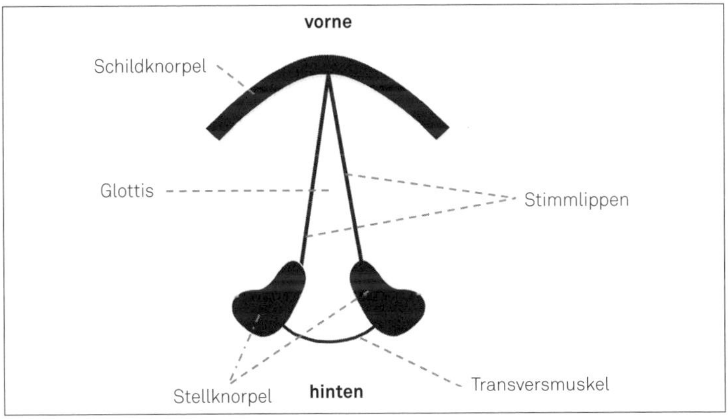

Abbildung A: Vereinfachte Darstellung des Kehlkopfes bei Ruheatmung

Die Muskeln in den Stimmlippen (Vokalismuskeln) steuern die innere Elastizität der Stimmlippen. Durch Annäherung und Drehen der beiden Stellknorpel zieht sich der Transversmuskel zusammen und die Stimmlippen nähern sich einander. Sobald sie sich berühren, ist die Glottis verschlossen, es kann keine Luft mehr hindurch und die Stimmlippen vibrieren nicht mehr (vgl. Abbildung B, links). Die Elastizität der Stimmlippen, ihre Schwingungsfrequenz und die Stimmqualität hängen von der Länge der Stimmbänder und dem Spannungszustand der Stimmbandmuskeln ab. Die Länge der Stimmlippen beträgt bei Frauen 1,3 bis 2 cm, bei Männern 1,7 bis 2,4 cm. Das erklärt ihre unterschiedlichen Stimmhöhen.

Wie entsteht die Stimme?

Ausgelöst durch die Atmung werden stimmhafte Laute (*Phonation*) aufgrund schneller, regelmäßiger Schwingungen der Stimmlippen hervorgerufen. Nach der *myoelastisch-aerodynamischen Theorie* kommt es zu einem komplexen Zusammenspiel von hirngesteuerter neuraler Aktivität, Muskelanspannung (z.B. der Stellknorpel) und aerodynamischen Prozessen.

Zu Beginn des *Phonationszyklus* sind die Stimmlippen leicht gespannt und die Glottis, durch die beim Sprechvorgang Luft strömt, ist geschlossen. Unterhalb der Glottis bildet sich durch Luft ein Druck, der die Stimmritze öffnet. Der Luftstrom wird schneller, weil der Glottis-Querschnitt kleiner ist als der Durchmesser der Luftröhre oberhalb und unterhalb des Kehlkopfes. Sogenannte Bernoulli-Kräfte wirken auf den Luftstrom: An der Verengung senkrecht zur Fließrichtung kommt es zu einem Druckabfall, sodass ein Unterdruck an der Glottis entsteht, der die Stimmlippen wieder zusammenzieht und verschließt (vgl. Abbildung B, links). Der Phonationszyklus wiederholt sich, da unterhalb der verschlossenen Glottis sich erneut Druck aufbaut (vgl. Abbildung B, Mitte).

Der Strom der Atemluft versetzt die Stimmbänder in Schwingung und es werden Töne hervorgerufen. Die gelenkigen Kippbewegungen der Stellknorpel führen zur Dehnung der Stimmlippen, wodurch ein *Kehlkopfklang* entsteht. Bewegungen der Zunge und des Mundes formen den Kehlkopfklang zu *sprachlichen Lauten*. Ihren vollen Klang erhält die Stimme durch Resonanzen im Rachen-, Mund- und Nasenraum.

Die Frequenz, mit der die Stimmlippen schwingen, bestimmt die *Tonhöhe*, die Stärke des Luftstroms die *Lautstärke* der Stimme. Ist die Person locker und fließt der *Atem gleichmäßig*, führt die Schwingungs frequenz der Stimmlippen zu der für sie charakteristischen Stimme.

Eine geringe Spannung der Stimmbänder hat unregelmäßige Stimmbandschwingungen und eine knarrende, brüchige Stimme zur Folge. Bei leichtem Stress können die Stimmlippen aufgrund der *erhöhten* Anspannung der Kehlkopfmuskulatur nicht mehr frei schwingen, sodass die Stimme zur *Fistelstimme* oder zum *Flüstern* wird, deren Resonanz oberhalb der Stimmritze erzeugt wird (vgl. Abbildung B, rechts). Bei starkem Stress wie bei Angst schwingen die Stimmbänder nicht mehr frei, es kann zum Verschluss kommen und die Stimme bleibt aus (vgl. Abbildung B, links).

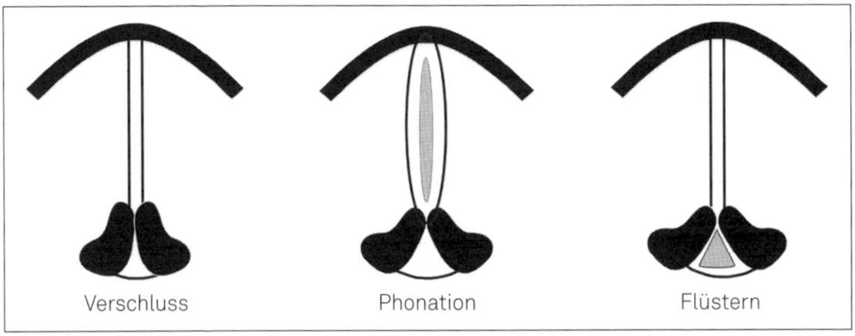

Abbildung B: Vereinfachte Darstellung des Phonationszyklus

Fazit: Das Sprechen ist ein hochkomplexer Vorgang. An der Stimmbildung und dem Sprechen sind mehr als 100 Kehlkopfmuskeln beteiligt. Von besonderer Bedeutung für ein reibungsloses Zusammenwirken der beteiligten Muskeln sind zum einen die Stimmbänder (oder Stimmlippen), die unter Beteiligung der Atmung in Schwingung geraten und stimmhafte Laute hervorbringen, und zum anderen der Verbund von Zunge, Lippen, Gaumen und Rachen, der für die Artikulation zuständig ist.

Die beteiligten Hirnareale und Kehlkopfstrukturen bilden mit ihren biochemischen und physikalischen Abläufen ein störanfälliges Gesamtsystem. Die Beeinträchtigung einer einzigen Komponente führt fast immer zu einer eingeschränkten Funktionsfähigkeit des gesamten Systems – und zu erschwertem Sprechen oder unfreiwilligem Schweigen. Wo genau in diesem Prozess bei mutistischen Personen die für sie typischen Störungen auftreten können, ist bislang nicht bekannt.

Checkliste: In welchen Situationen und bei wem schweige ich?

In der Checkliste sind verschiedene Personen und Situationen aufgelistet, in denen Menschen mit selektivem Mutismus manchmal schweigen oder nur wenig sprechen. Trage bitte in den verschiedenen Feldern ein, was auf dich zutrifft:

f = ich spreche frei **w** = ich spreche wenig oder flüstere nur **s** = ich schweige

Personen	**Situationen**							
	Zu Hause	Auf Besuch bei Verwandten	Auf Besuch bei Freunden	In der Kita bzw. im Klassenzimmer	Auf dem Schulhof oder dem Spielplatz	An anderen öffentlichen Orten (z. B. Bus, U-Bahn, Schwimmbad, Fußgängerzone, Kino)	In Geschäften, Kaufhäusern und in Restaurants	In Praxen (Arzt, Psychologe, Logopäde, Ergotherapeut etc.)
Vater								
Mutter								
Bruder								
Schwester								
Oma								
Opa								
Onkel								

Personen	Situationen							
	Zu Hause	Auf Besuch bei Verwandten	Auf Besuch bei Freunden	In der Kita bzw. im Klassenzimmer	Auf dem Schulhof oder dem Spielplatz	An anderen öffentlichen Orten (z.B. Bus, U-Bahn, Schwimmbad, Fußgängerzone, Kino)	In Geschäften, Kaufhäusern und in Restaurants	In Praxen (Arzt, Psychologe, Logopäde, Ergotherapeut etc.)
Tante								
Cousin								
Cousine								
Babysitter								
Eigene Freunde								
Nachbarkinder								
Erwachsene Nachbarn								
Mit der Familie befreundete Kinder								

Personen	Situationen							
	Zu Hause	Auf Besuch bei Verwandten	Auf Besuch bei Freunden	In der Kita bzw. im Klassenzimmer	Auf dem Schulhof oder dem Spielplatz	An anderen öffentlichen Orten (z. B. Bus, U-Bahn, Schwimmbad, Fußgängerzone, Kino)	In Geschäften, Kaufhäusern und in Restaurants	In Praxen (Arzt, Psychologe, Logopäde, Ergotherapeut etc.)
Erwachsene Freunde der Familie								
Schulkameraden								
Fremde Kinder								
Fremde Erwachsene								
Erzieherinnen in der Kita								
Die Erzieherin: ________ (Name)								
Lehrer in der Schule								

Personen	**Situationen**							
	Zu Hause	Auf Besuch bei Verwandten	Auf Besuch bei Freunden	In der Kita bzw. im Klassenzimmer	Auf dem Schulhof oder dem Spielplatz	An anderen öffentlichen Orten (z. B. Bus, U-Bahn, Schwimmbad, Fußgängerzone, Kino)	In Geschäften, Kaufhäusern und in Restaurants	In Praxen (Arzt, Psychologe, Logopäde, Ergotherapeut etc.)
Die Lehrkraft: ____________ (Name)								
Verkäufer im Geschäft/ Kaufhaus								
Bedienung/ Ober im Restaurant								
Arzt, Zahnarzt, Therapeut, Logopäde etc.								
Sonstige Personen: ____________ ____________								

Fragen für Eltern zur Einschätzung der Sprechangst des mutistischen Kindes bzw. der/des Jugendlichen

- Was für ein Temperament hat das Kind bzw. die/der Jugendliche? Ist das Kind bzw. die/der Jugendliche eher scheu, ängstlich und gehemmt oder eher impulsiv und oppositionell?
- In welchen Situationen spricht es bzw. sie/er normal?
- Wird das Kind bzw. die/der Jugendliche zweisprachig erzogen (zu Hause, in der Schule)?
- Hat das Kind bzw. die/der Jugendliche in bestimmten Situationen Angst? In welchen besonders viel?
- Konnte das Kind bzw. die/der Jugendliche sich beim Eintritt in den Kindergarten, in die Schule nur mühsam von Vater oder Mutter trennen?
- Hatte es bzw. die/er Schwierigkeiten, anderswo zu übernachten, in Urlaub zu fahren usw.?
- Gibt es vermehrt Ängstlichkeit oder Angststörungen in der Großfamilie?
- Wie haben sich das Sprechen des Kindes bzw. die/der Jugendlichen und seine bzw. ihre Fähigkeit, mit Personen außerhalb der Familie zu kommunizieren, entwickelt?
- Hat sich über die Zeit etwas verändert – verbessert oder verschlechtert?
- Wie geht das Kind bzw. die/der Jugendliche heute mit Angehörigen, weniger bekannten Gleichaltrigen und Erwachsenen und mit ganz fremden Personen um?
- Wie versuchen Sie als Eltern, das Kind bzw. die Jugendliche/den Jugendlichen beim Zugehen auf andere und beim Reden mit ihnen zu unterstützen?
- War sonst noch irgendetwas auffällig in der Entwicklung des Kindes bzw. der/des Jugendlichen (Schwangerschaft, Geburt, Schlaf- oder Essverhalten, Sauberkeitserziehung, motorische Fähigkeiten, kognitive Fähigkeiten, Sozialverhalten, Erkrankungen)?
- Gab es Umzüge, verbunden mit Kita- oder Schulwechsel – von einer Stadt zur anderen oder von einem Land in ein anderes? Wie alt war das Kind bzw. die/der Jugendliche und wie hat es bzw. sie/er reagiert?
- Welche Schwächen hat das Kind bzw. die/der Jugendliche?

- Welche Stärken hat das Kind bzw. die/der Jugendliche (Interessen?, Neigungen?, regelmäßiger Sport in einem Sportverein? Teilnahme an einer Interessengruppe?)?
- Hat das Kind bzw. die/der Jugendliche bereits Unterstützung bekommen, eine Therapie gemacht?

Einschätzungen der Erzieherinnen und Erzieher bzw. der Lehrkräfte

- Mit wem kommuniziert das Kind bzw. die/der Jugendliche im Kindergarten/in der Schule und in welcher Situation (in der Klasse im Unterricht, in den Pausen, unter vier Augen)?
- Mit welchen Erzieherinnen und Erziehern bzw. mit welchen Lehrkräften spricht das Kind bzw. die/der Jugendliche?
- Wie ist die Lehrer-Kind-Beziehung (Klassenlehrerin, Fachlehrer)?
- Wie sind die kognitiven Fähigkeiten und die Lernfähigkeit des Kindes bzw. der/des Jugendlichen einzuschätzen?
- Wie ist die Feinmotorik des Kindes bzw. der/des Jugendlichen entwickelt?
- Nimmt das Kind bzw. die/der Jugendliche an schulischen Aktivitäten teil?
- Wie gut kann es bzw. sie/er sich im Unterricht konzentrieren?
- Welche Interessen und Stärken hat das Kind bzw. die/der Jugendliche?
- Wie verhält es bzw. sie/er sich anderen Schülern gegenüber in den Pausen und auf dem Schulhof?
- Isst es bzw. sie/er etwas in den Pausen?
- Traut sich das Kind bzw. die/der Jugendliche, in der Schule auf die Toilette zu gehen?
- Hat das Kind bzw. die/der Jugendliche außer dem Schweigen noch andere Schwierigkeiten?
- Wie gehen die einzelnen Lehrkräfte mit dem Sprechproblem des Kindes um?
- Wurde in der Schule schon etwas dagegen unternommen?
- Hat sich das Schweigen des Kindes bzw. der/des Jugendlichen über die Zeit verändert?

Protokoll zur Bearbeitung von ängstlichen und anderen negativen Gedanken

Ereignis/ Situation (Beschreibung: Wer war anwesend? Wann? Wo? Wie?)	**Gefühle** (Welche Gefühle kamen auf? In welcher Stimmung warst du?)	**Angststärke** (Schätze deine Angst auf einer Skala von 1 bis 10 ein)	**Negative Gedanken** (Was ging dir bei dem Ereignis durch den Kopf? Gedanken, Vorstellungen, Erinnerungen? Was war der schlimmste Gedanke?)	**Belege für diese Gedanken** (Welche Beweise sprechen dafür?)	**Belege, die dagegensprechen** (Wie sehen die Tatsachen aus? Schlussfolgerungen?)	**Neuer realistischer Gedanke** (Wie könnte ein beruhigender Gedanke lauten?)	**Angststärke** (Schätze deine Angst auf einer Skala von 1 bis 10 ein, wenn du an den realistischen Gedanken denkst)

Übungen zur Entspannung der Gaumen- und Rachenmuskulatur (Stimmtraining)

Bei Stress und Erregung steigt der Spannungszustand der Körper- und Kehlkopfmuskulatur (Muskeltonus) und die Stimme wird gepresst, brüchig oder bleibt ganz weg. Ein regelmäßig durchgeführtes Stimmtraining kann bei mutistischen Personen vorbeugend gegen das Ausbleiben der Stimme wirken (Pezenburg, 2014; Empfehlungen von Stimmtrainern).

Du kannst deine Sprechmuskeln trainieren und lockern, indem du täglich fünf bis sieben Minuten lang Zungen-, Lippen-, Gaumen- und Rachenmuskeln bewegst. Mit folgenden Übungen (im Sitzen oder Stehen) kannst du deine Kehlkopfmuskulatur entspannen und deine Stimme kräftigen:

- Schüttle deine Arme und Beine kräftig aus, als wolltest du Wassertropfen abschütteln. Atme ein und lass die Luft bei geschlossenen Lippen wieder entweichen, wobei du die Lippen locker flattern lässt mit „brrrrr“ (oder „puuuuh“) – erst leise, dann mit voller Stimme wie ein prustendes Pferd. (Das lockert die Kehlkopfmuskeln und erleichtert das Sprechen.)
- Setze dich aufrecht hin und halte den Rücken gerade – stell dir vor, dein Kopf würde senkrecht an einem seidenen Faden hängen. Lass die Arme seitlich locker hängen und ziehe mit der Einatmung die Schultern bis an die Ohren hoch. Beim Ausatmen lässt du sie mit einem kraftvollen Seufzer („ahhhh“) wieder los. Wiederhole diese Übung dreimal. (Damit werden die Schultermuskeln lockerer und durchlässiger für den Atem.)
- Schaue in Augenhöhe auf einen Punkt an der Wand gegenüber. Stell dir eine liegende Acht in deiner Lieblingsfarbe vor. Fahre mit der Nasenspitze in kleinen, sanften Bewegungen den runden Formen dieser Acht etwa fünf- bis siebenmal nach. Halte den Kopf aufrecht, der Nacken ist entspannt. Wechsle nun die Richtung und zeichne die Acht andersherum.

  Stell dir nun die liegende Acht rechts auf Augenhöhe vor und fahre ihr mit dem rechten Ohr in feinen, runden Bewegungen nach. Stell sie dir jetzt links vor und zeichne ihre Form mit dem linken Ohr nach.

  Stell dir abschließend deine Nasenspitze hinten am Kopf befestigt vor und fahre mit ihr die liegende Acht mit sanften, ruhigen Bewegungen nach.

Bei dieser Übung kannst du auch leise vor dich hin summen („hmmmm"). Das wirkt sich gut auf deine Stimme aus.

- Schlag eine Affentrommel, indem du dir mit den Fäusten auf die Brust trommelst und laut „ahhhh" sagst. (Das lockert den Resonanzraum deiner Stimme.)
- Lass den Kopf locker und gelöst nach vorne auf die Brust hängen. Achte darauf, wie bei jedem Atemzug der Hals- und Nackenbereich gedehnt wird und sich entspannt.
- Gähne intensiv, räkle und strecke dich dabei. (Das entspannt die Kehlkopfmuskulatur und dehnt die Lunge.)
- Atme wie eine Schlange mit scharfem „ssssss" langsam aus. (Das wirkt vor allem gegen das Zittern der Stimme.)
- Gurgel laut mit Wasser und beachte, wie sich der Klang deiner Stimme vertieft.
- Iss in der Vorstellung deine Lieblingsspeise, kaue genüsslich mit einem „mjom-mjom". Sprich auch die Wortreihe „mjam, mjem, mjum, mjaum" laut, verständlich und gedehnt.
- Übe Zungenbrecher. Das hilft dir, verständlicher zu sprechen und weniger zu nuscheln. Hier sind einige Beispiele, die dir Spaß machen könnten:
  - Zwei geschwätzige Schwalben zwitschern zwischen zwei Zwetschgenzweigen.
  - Blaukraut bleibt Blaukraut, Brautkleid bleibt Brautkleid.
  - Auf den sieben Robbenklippen sitzen sieben Robbensippen, die sich in die Rippen stippen, bis sie von den Klippen kippen.
  - Hundert hurtige Hunde hetzen hinter hundert hurtigen Hasen her.
  - Im dichten Fichtendickicht nicken dicke Fichten tüchtig.
  - Max, wenn du Wachsmasken magst, dann mach Wachsmasken.
  - Sieben Schneeschaufler schaufeln sieben Schaufeln Schnee.
  - Wenn Fliegen hinter Fliegen fliegen, fliegen Fliegen Fliegen nach.
  - Zwanzig Zwerge zeigen Handstand, zehn im Wandschrank, zehn am Sandstrand.
  - Gibst du Opi Opium, bringt Opium Opi um.

Fortschreitende Muskelentspannung nach Jacobson

Jede der folgenden Muskelpartien wird zweimal nacheinander etwa fünf bis sieben Sekunden lang kräftig angespannt und danach etwa gleich lange entspannt, so wie es angenehm ist:

- *Hände:* Nacheinander wird mit jeder Hand eine Faust gebildet und angespannt gehalten ... dann wieder geöffnet. Anschließend werden beide Hände zu Fäusten geballt ... und wieder gelockert.
- Beide *Arme* werden gebeugt und die Oberarmmuskeln kräftig angespannt ... und wieder entspannt.
- *Gesicht*: Die Stirn wird nach oben gezogen, die Augenbrauen angehoben und angespannt gehalten ... und wieder entspannt. Nun werden die Augenbrauen zusammengezogen, sodass Zornesfalten entstehen ... die Zähne fest aufeinander gepresst ... die Zunge gegen den Gaumen gedrückt ...
- Der Kopf wird einmal nach links gebeugt und der *Hals* gedehnt ... dann nach rechts ...
- Die *Schultern* werden angehoben und einige Male nach vorne gerollt ... jetzt einige Male nach hinten ...
- Der *Bauch* wird eingezogen und gehalten ... dann nach vorne gedehnt, bis er rund wird wie ein Ball ...
- Die *Gesäß-* und *Oberschenkelmuskeln* werden gleichzeitig angespannt ...
- Die *Zehen* werden in Richtung Nasenspitze angehoben und die *Wadenmuskeln* angespannt ...

Zu Beginn wird die hier aufgeführte Reihenfolge eingehalten, damit jede einzelne Muskelgruppe erprobt wird. Nach einigen Übungen kann die Abfolge der Muskeln, ebenso wie die Auswahl der Muskelpartien beliebig verändert werden. Bestimmte Muskelgruppen werden oft bevorzugt (für eine kindgerechte Anleitung zur progressiven Muskelentspannung siehe Schmidt-Traub, 2015).

Intensive Kurz-Entspannungsübung: Alle Muskelgruppen werden gleichzeitig angespannt, längere Zeit angespannt gehalten und wieder genüsslich entspannt.

Bei den Übungen wird ganz normal geatmet. Mit fortschreitender Entspannung verlangsamt sich die Atmung von alleine und wird tiefer. Ein Zustand von wohliger Müdigkeit kommt auf. Macht die Person die Übung abends im Bett, schläft sie leichter ein. Am Ende einer

Muskelentspannungsübung am Tage kann sie rückwärts von 4 bis 1 zählen und mit dem Satz „Ich bin hellwach und erfrischt" wieder leichter in die Realität zurückfinden.

Mit der Zeit wird in wechselnden Körperhaltungen geübt – im Liegen, Sitzen, Stehen und sogar im Gehen. Künftig gelingen solche Muskelentspannungsübungen in jeder Lebenslage.

Werden anfangs zwischen 25 und 40 Minuten benötigt, um mit zweifachem An- und Entspannen aller Muskelgruppen merklich ruhiger zu werden, setzt bei regelmäßiger Übung (täglich) über Wochen und Monate hinweg die Entspannung zunehmend schneller ein. Am Ende können sich manche Personen nach einer Minute oder binnen weniger Sekunden mit einem Ruhe-Wort (Mantra) entspannen.

Spiel- und Sprechideen

In Spiele eingebaute Worte erleichtern es selektiv mutistischen Personen, im Spieleifer zu sprechen. Hier ist eine Auswahl von Spielmöglichkeiten:

- Geräusche hervorrufen
  - Trommel rhythmisch schlagen – andere Instrumente spielen.
  - Singen, summen, schnalzen, schreien, Tierlaute nachahmen.
- Lauf- und Ballspiele
  - Beim Ballzuwerfen den eigenen Namen rufen (den Namen des anderen, ein Kleidungsstück, eine Farbe, Frucht, je einen Buchstaben aus dem ABC, eine Zahl bis 30 oder 50, dann wieder rückwärts – oder in einer anderen Sprache).
  - Luftballons aufblasen, werfen und auffangen, ohne sie dabei auf den Boden fallen zu lassen; am Ende zerknallen.
- Kommunikations- und Lernspiele
  - Stille Post: Dem Nachbarn wird ein Wort ins Ohr geflüstert; der flüstert es dem Nächsten ins Ohr usw., der Letzte sagt laut, was er verstanden hat und das ist meistens grotesk entstellt; anschließend wird ein kurzer Satz geflüstert.
  - Kofferpacken: Ich fahre in den Urlaub und lege ... (ein Paar Schuhe) in meinen Koffer. Ich war einkaufen und habe ... (eine Banane) gekauft ... (jeweils ein weiteres Wort wird reihum gesagt). Alle von den Spielern bereits genannten Dinge werden in der richtigen Reihenfolge aufgezählt und um ein weiteres Teil ergänzt.
  - Brettspiele: Submarine, Tabu.
  - Bilder-Karten (wie Dixit) zu Geschichten legen; gemeinsam Geschichten ausmalen und dann in verteilten Rollen mimisch, gestisch oder mit Worten darstellen.
  - Scrabble (Worte finden und vorlesen).
  - Bingo.
  - Galgenmännchen.
  - Schiffe versenken.
  - Gesang, Theaterspiel, Pantomime auf Video aufnehmen; in ein Mikrofon flüstern und sprechen (der Verstärker macht Geflüstertes lauter).
- Versteck- und Ratespiele
  - Ich sehe etwas, das du nicht siehst.
  - Gummibärchen (Ostereier) suchen, unterstützt durch die Hinweise „warm“, „heiß“ oder „kalt“.

- Scharade, das Pantomime-Spiel, bei dem spezielle Worte geraten werden müssen.
- I spy.
- iPad app.
- Game of 20 questions (ein Spieler wählt einen Gegenstand, die anderen Spieler müssen mit Fragen herausbekommen, was es ist. Der Spieler antwortet nur mit ja und nein).

- Reaktionsspiele
  - Schnipp-Schnapp.
  - Hands Up.
  - Bop it.

Sachregister

Buchtipps

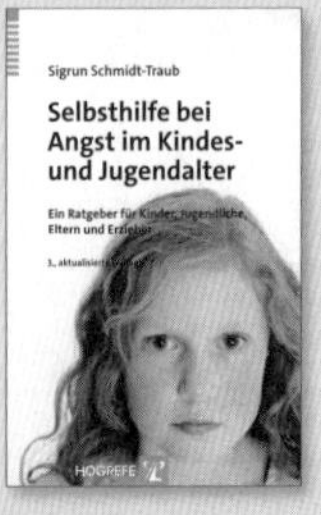

Sigrun Schmidt-Traub
Selbsthilfe bei Angst im Kindes- und Jugendalter
Ein Ratgeber für Kinder, Jugendliche, Eltern und Erzieher

3., aktualisierte Auflage 2015, 170 Seiten, Kleinformat,
€ 17,95 / CHF 25.90
ISBN 978-3-8017-2643-0
Auch als eBook erhältlich

Der erfolgreiche Ratgeber liefert verständliche Informationen zur Entstehung und Behandlung von Angststörungen bei Kindern und Jugendlichen und zeigt Möglichkeiten der Selbsthilfe auf.

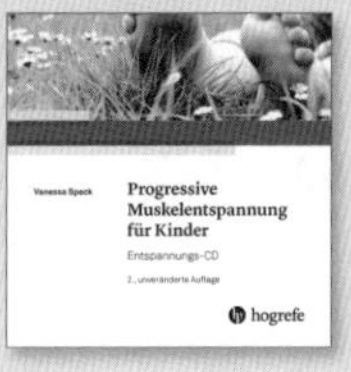

Vanessa Speck
Progressive Muskelentspannung für Kinder
Entspannungs-CD

2., unveränderte Auflage 2018, CD,
€ 16,95 / CHF 21.90
ISBN 978-3-8017-2872-4

Hektik, Unruhe, Stress und Leistungsdruck prägen die Lebenssituation zahlreicher Kinder und Jugendlicher. Mit Progressiver Muskelentspannung können sie lernen, sich Momente der Ruhe und Entspannung im Alltag zu verschaffen. Die Audio-CD enthält Instruktionen zu drei Entspannungsübungen für Kinder und Jugendliche im Alter von 8 bis 12 Jahren.

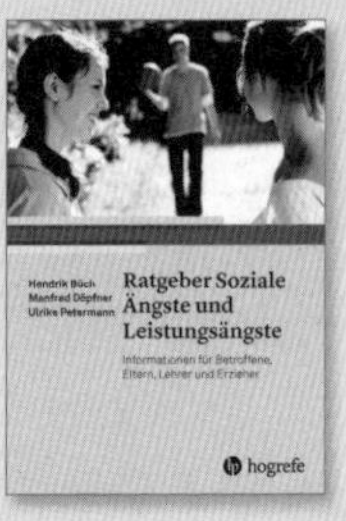

Hendrik Büch / Manfred Döpfner / Ulrike Petermann
Ratgeber Soziale Ängste und Leistungsängste
Informationen für Betroffene, Eltern, Lehrer und Erzieher

(Reihe: „Ratgeber Kinder- und Jugendpsychotherapie", Band 20). 2015, 51 Seiten, Kleinformat,
€ 8,95 / CHF 11.90
ISBN 978-3-8017-2537-2
Auch als eBook erhältlich

Der Ratgeber beschreibt, wie sich soziale Ängste und Leistungsängste im Kindes- und Jugendalter äußern und welche Behandlungsmöglichkeiten es gibt.

www.hogrefe.com

hogrefe